辽宁省社科基金项目研究成果

U0712221

新时代高职学生体质
发展新探索

石征凯　著

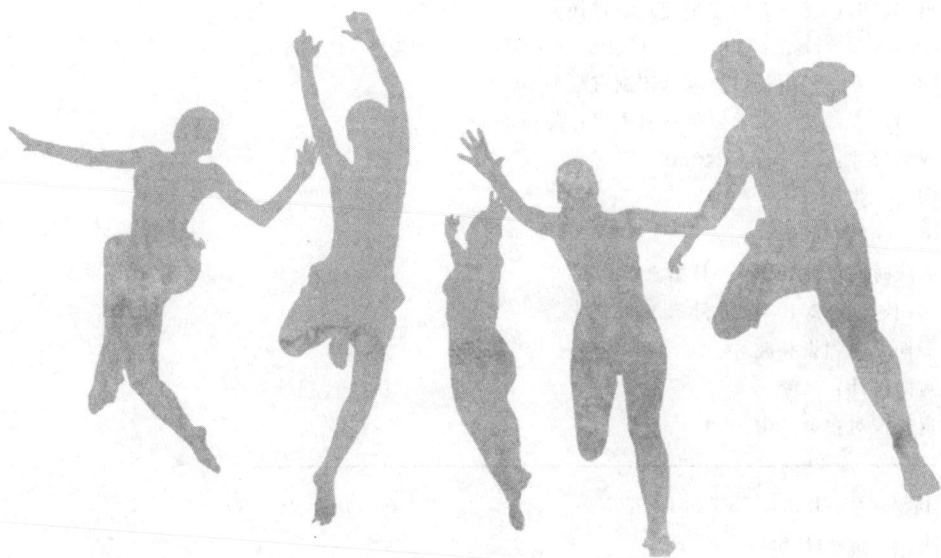

辽宁大学出版社

图书在版编目（CIP）数据

新时代高职学生体质发展新探索/石征凯著. —沈
阳：辽宁大学出版社，2019.10
辽宁省社科基金项目研究成果
ISBN 978-7-5610-9725-0

Ⅰ.①新… Ⅱ.①石… Ⅲ.①高等职业教育－学生－
体质－研究 Ⅳ.①R194.3②G807.4

中国版本图书馆 CIP 数据核字（2019）第 204009 号

新时代高职学生体质发展新探索
XINSHIDAI GAOZHI XUESHENG TIZHI FAZHAN XINTANSUO

出　版　者：辽宁大学出版社有限责任公司
　　　　　　（地址：沈阳市皇姑区崇山中路 66 号　　邮政编码：110036）
印　刷　者：鞍山新民进电脑印刷有限公司
发　行　者：辽宁大学出版社有限责任公司
幅面尺寸：170mm×240mm
印　　张：13
字　　数：240 千字
出版时间：2019 年 10 月第 1 版
印刷时间：2019 年 10 月第 1 次印刷
责任编辑：崔利波
封面设计：高梦琦
责任校对：金　山

书　　号：ISBN 978-7-5610-9725-0
定　　价：68.00 元

联系电话：024-86864613
邮购热线：024-86830665
网　　址：http://press.lnu.edu.cn
电子邮件：lnupress@vip.163.com

目　　录

第一部分　促进高职学生身体素质发展研究

第一部分　促进高职学生身体素质发展研究

第一章　促进学生耐力素质发展研究

导读： 自教育部、国家体育总局于 2012 年联合下发《学生体质健康标准（试行方案）》以来，这一标准至今已经执行十多年。从 2005 年、2010 年、2015 年三次国家体质普查结果来看，我国学生虽然在身高、体重、胸围等身体形态发育水平上得到提高，"豆芽菜"体形继续得到改善，学生的营养状况明显改善，且几种常见疾病的患病率有所下降，但与 1985 年、1995 年相比，学生的身体素质仍然呈全面下降趋势，特别是反映肌力、耐力和柔韧性的素质指标下降幅度较大，反映肺功能的肺活量指标继续呈下降趋势。高职院校作为我国普通高等教育的重要一环，肩负着培养高技能人才的重任。本课题组通过调研走访辽宁省多家高职院校、各地市的教育主管部门、部分初高中，了解实际情况，然后制订出相应的实验方案，在辽宁建筑职业学院 2014 级、2015 级的排球选项课教学中进行教学实验，获得了较为理想的实验效果。

第一节　引　言

青少年学生是祖国的未来，拥有健康的体魄是青少年为祖国作出贡献的基本前提。但是，目前我国青少年的体质健康状况不容乐观。截至 2013 年，我国先后于 1979 年、1985 年、1991 年、1995 年、2000 年、2005 年、2010 年对体质与健康进行测试与调研，教育部也分别于 2002 年、2004 年进行了学生体质健康监测。这些研究积累了较为系统的体质调研资料，为把握我国青少年的体质状况、特点、规律，制定和完善我国儿童和青少年生长发育、机能、身体素质的评价标准，改进和加强学校体育卫生工作提供了科学的依据。2005 年的调查结果显示，我国青少年学生的体质健康状况虽然在身高、体重、胸围等身体形态发育水平上得到提高，"豆芽菜"体形继续得到改善，学生的营养状况明显改善，且几种常见疾病的患病率有所下降，但与 1985 年、1995 年相比，学生的身体素质仍然呈全面下降趋势，特别是反映肌力、耐力和柔韧性的素质指标下降幅度较大，反映肺功能的肺活量指标继续呈下降趋势。尤其值得重视的是，肥胖学生大幅度增加，学生的近视率居高不下。这表明，目前我们并没有找到学生体质健康水平下降的真正原因和解决办法。因此，做更加深入的耐力素质研究势在必行。大学生体质健康监测是学校体育工作的重要环节，也是学校教育评价体系的重要组成部分，是促进学生体质健康发展、激励学生积极进行身体锻炼的重要手段，是制定学生体质健康个体评价标准的重要依据。为了提高学生体质健康水平，教育部、国家体育总局于 2007 年发布了《国家学生体质健康标准》（以下简称《标准》），对《学生体质健康标准》进行了修改与完善。

新《标准》的实施是否能起到应有的作用，学生的体质健康状况是否能得到有效提高，尤其是耐力素质是否能得到有效提高，各种耐力素质练习教学内容进入每次教学课中是否能被很好地推广、应用等，不仅是教育主管部门关心的问题，而且是基层教育工作者的责任所在。本课题正是在这种形势下被准予立项和组织实施的。

第二节　研究目标

课题以"在学校体育教学中实施素质教育为终身体育打基础"、"学校体育促进学生健康素质发展与实践研究"、"促进辽宁省普通高校学生体质健康的理论与实践研究"以及"1＋X 教学模式"前期研究为基础，依据掌握的新的资料，以提高辽宁省高职学生耐力素质为研究的切入点，在充分了解高职学生耐力水平现状的基础上，结合在校大学生生活、学习和体育活动的特点，重点从学生和学校体育以及中小学、教育行政管理部门等多个层面探讨与学生耐力水平相关的因素，力争寻找影响学生耐力水平的因素，为教育主管部门快速遏制学生耐力水平下降提供理论依据。

第三节　辽宁省高职院校学生耐力素质研究现状

一、大学生体质健康现状研究

王逦丽的《2000～2010 年我国青少年体质健康状况比较研究》、王晓春的《辽宁省学生体质现状调查结果与分析》、刘志敏的《辽宁省农村大学生 1985 年与 2001 年体质健康状况比较》、洪泰田的《1985～1995 年福建省学生体质与健康状况动态分析》、叶鸣的《上海市大学生体质健康现状测试与分析》、李凤梅的《河南省高校大学生体质健康测试状况的调查分析》，这些研究对不同时期不同地区的学生体质健康状况进行了调查研究，取得了一定的研究成果。

二、大学生耐力素质研究现状

马向前的《大学生耐力素质下降的原因与对策》、丁德新的《大学生耐力素质不良的成因及改良对策》、牛雪松的《辽宁省部分学生耐力素质下降的因素与对策》、邱玉琴的《影响我国大学生耐力素质下降的主要因素与体育教学应对策略》、马永红的《中国学生耐力素质下降的因素与对策》，以上研究针对本科院校大学生耐力素质下降问题进行了调查研究，而如何将这些研究结果落到实处是需要进一步研究的社会学课题。

三、高职学生耐力素质下降现状研究

国内体育工作者针对高职院校耐力素质研究的相关文章较少，还没有引起有关方面的足够重视。目前，可见的研究成果主要有康贵江的《高职学生身体健康促进对策研究》、赵厚亚的《高职学生身体素质评价及对策》、卢俊的《高职学生耐力跑测试结果引发的思考》、伍建军的《广西高职院校学生耐力素质状况与教学改革的探索》等。

第四节　研究对象与方法

一、研究对象

辽宁建筑职业学院等 10 所院校，男、女各 500 人，共计 1000 人。
辽宁省部分地市初中生 200 人，高中生 200 人。

二、研究方法

（一）文献资料法

通过 CNKI 期刊网和有关网站查阅我国近 20 年来关于大学生尤其是高职院校学生体质健康评价、体能测试以及耐力素质方面的文献资料 100 余篇，专业书籍 10 余册，为本课题的理论研究和实证研究做了充分的理论准备。

（二）访谈法

访问省内关于大学生耐力素质方面的专家 10 人，就耐力素质状况研究的内容、指标体系以及耐力素质干预研究的理论与实践广泛地征求专家意见。

（三）问卷调查法

根据研究需要，本课题对辽宁建筑职业学院等 10 所高职院校的 1000 名学生进行耐力素质测试，采取随机抽样的方法。其中，共收回有效问卷 935 份，有效率达到 93.5%。间隔 15 天之后，对 150 名学生进行复测信度检验，相关系数达到 0.903，呈高度相关，表明测试结果具有高度的可靠性。

（四）数理统计法

利用 SPSS17.0 对相关数据进行分析。

第五节　研究结果与分析

一、结果与分析

（一）概念的界定

1. 耐力

耐力即人对紧张体力活动的耐久能力，是人体长时间进行持续肌肉工作的能力，即对抗疲劳的能力。耐力包括两个方面，即肌肉耐力和心血管耐力。耐力的提高不仅取决于人的发育成熟程度，也与负荷要求有关。

2. 耐力素质

耐力素质是指机体在一定时间内保持特定强度负荷或动作质量的能力。"一定时间"是指不同专项对运动时间的规定性。保持特定运动强度或动作质量是耐力水平的体现。耐力水平的提高表现为更长时间保持特定强度或动作质量，或在一定时间内承受更高强度的能力。

2.1　耐力素质的作用。

在竞技体育领域中，耐力素质在不同的竞技运动项目中有着不同的作用。对于长距离走、跑、骑、游、滑、划等竞速项目来说，耐力素质是决定运动员竞技能力高低的主导素质，对运动员总体竞技水平起着决定性的影响。对足球、羽毛球、水球、拳击、摔跤等持续竞技时间较长的运动项目来说，耐力素质对运动员的比赛结果具有重大影响；对比赛时间很短的竞技项目来说，尽管在比赛现场通常无法直接感受到耐力素质对运动员竞技水平的重要影响，但毋庸置疑，短距离竞速选手、远度竞技选手及举重、体操、技巧等选手也都需要发展相应的耐力素质，以便坚持和承受不断加大的训练负荷，并保证以充沛的体力参与竞技比赛。

2.2　耐力素质的分类。

按人体的生理系统分类，耐力素质可以分为肌肉耐力和心血管耐力。肌肉耐力也称为力量耐力。心血管耐力又分为有氧耐力和无氧耐力。

有氧耐力是指机体在氧气供应比较充足的情况下，能坚持长时间工作的能力。有氧耐力训练的目的在于提高运动员机体吸收、输送和利用氧气的能力，促进有机体的新陈代谢。

无氧耐力是指机体以无氧代谢为主要供能形式，坚持较长时间工作的能力。无氧耐力又分为磷酸原供能无氧耐力和糖酵解供能无氧耐力。

在无氧代谢供能的肌肉活动中，CP 分解供能不产生乳酸，叫磷酸原代谢供能。机体处在这种状态下坚持较长时间工作的能力称为磷酸原代谢供能的无氧耐力。

在无氧代谢的肌肉活动中，糖的酵解供能产生乳酸。机体处在这种状态下坚持长时间工作的能力称为糖酵解代谢供能的无氧耐力。

根据肌肉工作的力学特征，耐力可以分为静力性耐力（如立姿步枪射击）及动力性耐力。

依据耐力素质对专项的影响，耐力素质又可以分为一般耐力和专项耐力。一般耐力是指对提高专项运动成绩起间接作用的基础性耐力；专项耐力是指与提高专项运动成绩具有直接关系的耐力，具体来说是指持续完成专项动作或接近比赛动作的耐力。

2.3　耐力素质的影响因素。

耐力素质取决于运动员有氧代谢的能力、体内能源物质的储存、支撑运动器官承受长时间工作的能力以及运动员的心理控制和对疲劳的耐受程度四个方面。

提高运动员的摄氧、输氧及用氧能力，保持运动员体内适宜的糖原的储存量，提高肌肉、关节、韧带等支撑运动器官对长时间负荷的承受能力，加强运动员心理调节控制的能力，改进运动员在疲劳状态下动员机体的潜力、持续工作的自我激励能力，是发展运动员耐力素质的重要途径。

长时间的单一练习，如跑步、游泳、骑自行车等，既能发展机体有氧代谢的能力，又能发展进行该项运动主要工作肌群及关节、韧带的工作耐力；而长时间变换内容的练习则减轻局部运动装置的工作负荷，着重培养运动员有氧代谢的能力。

2.4　发展耐力素质

2.4.1　基本要素

（1）发展耐力素质要充分考虑年龄、性别及生理特点。男子在 17 岁以后、女子在 16 岁以后发展耐力素质较好；运动负荷，男子和女子、体质强者和体质弱者都要有明显的差别。

（2）发展耐力素质应该在发展有氧耐力的基础上发展无氧耐力。

（3）发展耐力素质要增加适量的运动负荷与间歇。

（4）动作速度为中等对耐力素质的提高最为有效。

（5）要重视耐力锻炼中的呼吸与动作的配合。

（6）耐力锻炼必须持之以恒，要有顽强的意志品质。

（7）进行耐力锻炼后，应加强营养补充和疲劳的消除。

2.4.2　生理学基础

（1）发展有氧耐力（最大摄氧量）的生理学基础。有氧耐力是指机体长时间进行有氧供能（靠糖原和脂肪有氧分解供能）的工作能力。这种有氧耐力可以通过人体的最大摄氧量反映出来。

第一，呼吸器官的机能得到良好的改善。

第二，红细胞所含的血红蛋白与氧的结合能力提高。血红蛋白有结合氧、携带氧的能力，可以将结合的氧经循环系统运送到肌肉和其他组织。经常锻炼身体可以增加红细胞的数量，提高血红蛋白结合氧的能力，提高机体有氧耐力的能力。

第三，肌肉中的糖原、脂肪在酶的作用下进行旺盛的有氧代谢，同时必须影响最大吸氧量。

第四，心血管系统的机能是影响最大摄氧量的重要因素。

（2）发展无氧耐力的生理学基础。无氧耐力是指机体在缺氧状态下，长时间对肌肉收缩供能的工作能力。

第一，肌肉内无氧酵解供能能力提高。

第二，机体缓冲乳酸的能力提高。

第三，脑细胞对血液酸碱度变化的耐力提高。

3. 辽宁省高职学生耐力素质下降的成因

《中国青少年体育发展报告（2015）》蓝皮书显示，我国大学生的身体素质还不如中学生。现阶段，我国青少年身体素质出现喜忧参半的变化——全国青少年肺活量经过持续 20 年的下降，从 2010 年开始呈现平稳的上升趋势；50 米跑速度素质开始稳步回升，立定跳远爆发力素质出现好转，耐力素质方面 7～18 岁青少年耐力素质止跌并逐步回升。但是，大学生耐力素质持续下滑。

据国家体育总局发布的 2014 年国民体质监测公报，按达标"合格"等级以上的人数百分比排序，上海 97.1％的人达标，排第一。其他排名前十的省市由高到低依次是广东、湖北、浙江、天津、山西、重庆、安徽、北京、江西。辽宁排名第 16 位，合格人数比为 89.7%。

表 1－1 为辽宁建筑职业学院 2008～2013 年连续 6 年新生 800 米跑（女生）、1000 米跑（男生）测试情况；表1－2为该院大二学生 800 米跑（女生）、1000 米跑（男生）实际测试情况。

表 1－1 　　 800 米跑（女生）、1000 米跑（男生）各项指标表（新生）

	优秀率	良好率	达标率	不达标率
2008 年	1.57	21.85	62.52	37.48
2009 年	1.48	15.49	57.88	42.12
2010 年	1.30	11.21	54.67	45.33
2011 年	0.98	19.21	46.55	53.45
2012 年	0.62	16.55	36.15	63.85
2013 年	0.64	10.45	31.79	68.21

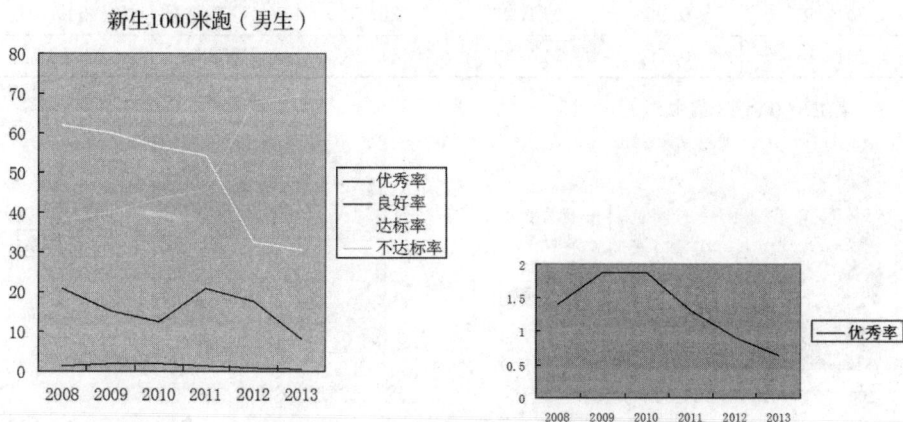

图 1－1 　新生 1000 米跑（男生）优秀率等变化图

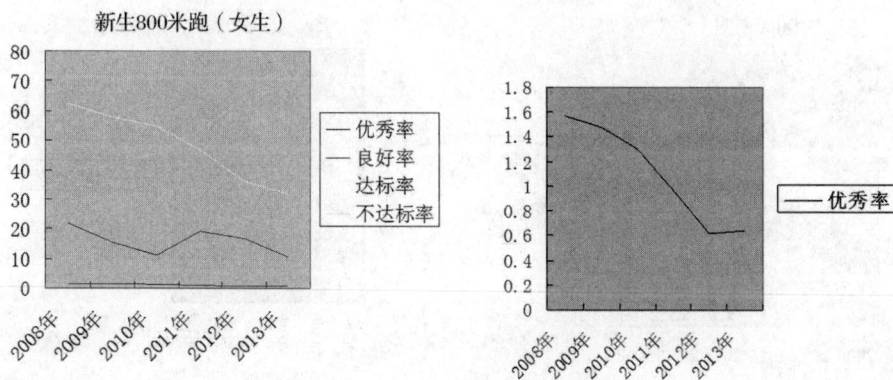

图 1－2 　新生 800 米跑（女生）优秀率等变化图

表1—1以及图1—1、图1—2显示，辽宁建筑职业学院2008～2013年6年间，新生达标率从62.52%下降到31.79%，优秀率从1.57%下降到0.64%，良好率从21.85%下降到10.45%，及格率从39.17%下降到21.14%。虽然良好率、及格率在此期间有上升趋势，但是在总体上依然没有摆脱下降趋势。下降最为明显的为优秀率，下降了近2倍，其他如良好率、及格率、达标率下降了近1倍。

表1—2　800米跑（女生）、1000米跑（男生）各项指标（老生）

	优秀率	良好率	及格率	达标率	不达标率
2008年	4.17	24.33	39.17	60.39	39.61
2009年	1.86	17.63	44.71	64.19	35.81
2010年	1.79	13.48	45.17	60.44	39.56
2011年	1.17	24.21	32.36	57.75	42.25
2012年	0.96	21.23	25.68	45	54
2013年	0.76	20.84	41.28	62.88	37.12

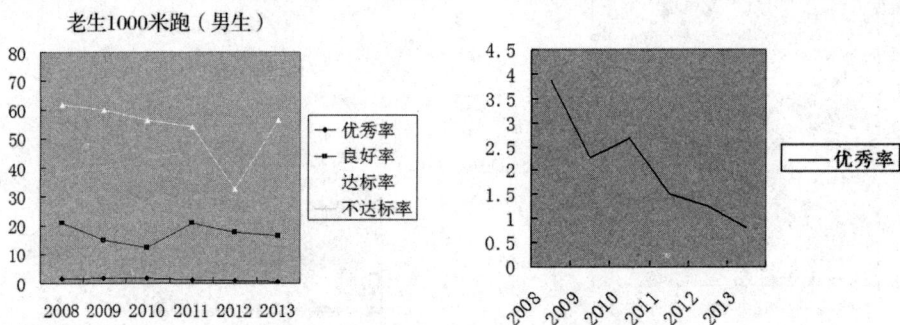

图1—3　老生1000米跑（男生）优秀率等变化图

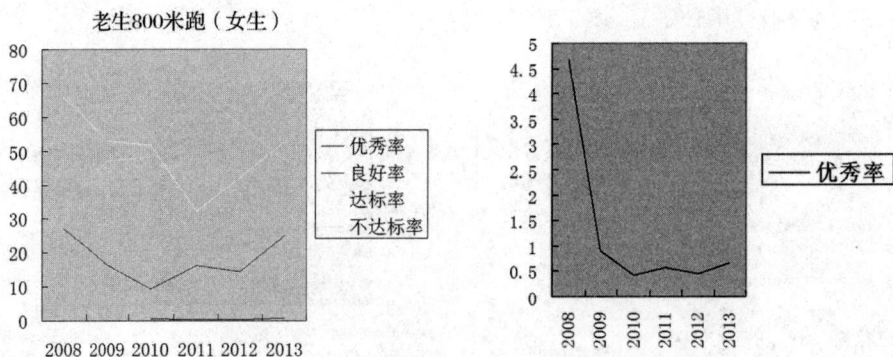

图1—4　老生800米跑（女生）优秀率等变化图

表1-2及图1-3、图1-4显示，经过一年高职体育学习，优秀率、良好率、达标率等都较新生入学时有明显的提高，从辽宁建筑职业学院连续6年的数据中可以寻找辽宁省高职学生耐力素质下降的影响因素。

3.1　先天遗传与后天营养

遗传和营养是影响高职学生耐力素质发展的重要因素。

3.1.1　遗传

所谓遗传，是在染色体上占有一定位置的遗传单位，即基因从亲代传给下一代，使亲代的性状在下一代表现的现象。随着遗传学尤其是分子遗传学的迅速发展，有机体的遗传与变异越来越被人们所认识。人体的遗传性状是身心发展的前提条件，它为身体素质的形成和发展提供了可能性。王秀蓉在对34对7～12岁双生儿身体成分和某些素质进行相关研究的基础上，采用跟踪法对其中13对进行双生对内相关比较各项指标双生间的一致性研究。结果表明，平衡能力、爆发力（纵跳）、速度素质（跑楼梯）等身体素质比身体成分受遗传因素的影响更大。另有研究表明，肌肉相对力量主要受遗传因素的影响，遗传系数为0.643；而肌肉的绝对力量则主要受环境的影响，其遗传系数为0.35，后天环境影响可达0.65。一般耐力（有氧代谢能力）的遗传系数为0.70～0.93，专项耐力（无氧代谢能力）的遗传系数为0.70～0.99。反应速度的遗传系数为0.75，动作速度的遗传系数为0.50，柔韧素质的遗传系数为0.70，环境因素为0.30。

20世纪初，美国社会学家罗斯的《病痛时代：19～20世纪之交的中国》对中国的国民体质进行了研究，从另一个侧面表明了遗传对身体素质的影响作用。由于当时中国婴儿生下来后所面对的环境更为恶劣，所以存活率更低。但如果白种人婴儿和黄种人婴儿出生于同样的生存环境下，中国婴儿则表现出更旺盛的生命力。如此遗传带来的筛选结果，就是中国幸存的人将他们的优良基因遗传给后代，遗传给子孙后代更为旺盛的活力。33位在中国各地教会医院工作的白人医生中，有29位医生非常肯定中国人在体质上确实有比西方人优越的地方。中国人的顽强坚忍归因于独特的种族生命力，而这种生命力是在优胜劣汰的历史过程中获得的。而这比北欧祖先所经历的文明开化进程更为漫长而残酷。

由此可知，遗传为耐力素质的提高提供可能性和发展基础，是影响耐力素质的一个重要因素。

3.1.2　营养

营养是影响青少年身体素质的另一重要因素。比较1985年和1995年的学生体质调研数据，我国学生的身体素质有较大提高。尤其是速度、力量大幅度提高，以至于在后 10 年里，连续下降的幅度远低于增长幅度。这表明，随着生活水平的提高，人们营养状况的改善对身体素质提高的重要性，同时也说明了另外一个问题，即人们的身体素质水平不是随着生活水平的提高而无限增长。它通常是在基本满足人们的生活水平后，有一个快速增长阶段，当达到一定水平后则处于平缓阶段，而且营养过剩还会导致身体素质下降。也就是说，营养不良或过剩都会导致身体素质降低。造成这种结果的主要原因：一是超重和肥胖者体脂含量较高，皮下脂肪增厚，使肌肉收缩时产生摩擦，从而降低了肌肉收缩的速度和爆发力，使动作灵活性和协调性受到影响；二是体脂过多，负担过重，影响运动速度和耐力。另外，由于人的体重增加，其瘦体重和体脂肪均增加。瘦体重的增加使人力量增加，腰腹收缩力增加。而体脂肪增加则使肌肉收缩时产生的摩擦力增加。两者作用的结果是人体净力量有所增加。

中国青少年的肥胖率日趋增长。目前，城市男生肥胖率达到 14.2%，已经超过世界卫生组织公布的 10% 的"安全临界点"。由此可推断，造成目前青少年身体素质下降的其中一个原因是超重和肥胖率的持续增长。

由表 1-3 可以看出，学生超重和肥胖率从 1985 年至今呈持续上升趋势，且从 2000 年开始，城市男生和城市女生超重和肥胖率增长速度开始减缓，但乡村男生和乡村女生超重和肥胖率的增长速度开始加快，尤其是 2005 年以后。

表 1-3　　　　1985~2010 年中国学生超重和肥胖检出率比较（%）

年度	超重率					肥胖率				
	1985	1995	2000	2005	2010	1985	1995	2000	2005	2010
城市男生	1.23	5.07	11.81	13.25	14.81	0.19	5.08	8.71	11.39	13.33
乡村男生	3.22	3.80	6.45	8.20	10.79	0.68	1.45	3.43	5.07	7.83
城市女生	2.86	5.48	8.02	8.72	9.92	0.53	2.55	4.07	5.01	5.64
乡村女生	1.26	4.20	5.41	6.61	8.03	0.33	1.09	2.28	2.63	3.78

因此，提高学生身体素质的举措之一是想办法控制学生超重和肥胖率的增长。

首先，应该重视对营养知识的宣传和指导。有人说，中国的"营养盲"多于文盲，这话不无道理。公众对营养知识的兴趣和知晓率低，重视的人也不多，致使国民超重和肥胖率不断攀升。因此，重视对青少年营养知识的普及是解决这一问题的基础。其次，有研究表明，超重和肥胖青少年可能拥有肥胖基因。可见，对拥有不同基因的学生安排同样课时的体育课，产生的影响也不尽相同。从理论上讲，英国学校对肥胖学生实施特殊干预具有一定的合理性。因此，除正常体育课以外，为超重及肥胖学生安排特殊的身体活动或生活方式训练的内容以及指导很有必要，也是有可能战胜肥胖问题的方法。最后，还应对青少年超重和肥胖的具体情况进行分析，以利于后期干预对策的研究和制定。分析历次学生体质调研结果中各年龄段的超重和肥胖率，在比较后得出超重和肥胖率最高的年龄组，即为超重和肥胖高发年龄段。

3.2 环境

遗传性状为体质的发展提供了可能性，而体质强弱的现实性则有赖于后天环境的影响。环境在很大程度上影响人的行为，对各类身体活动行为也是如此。以体育锻炼为例。据报道，体育锻炼参加者在开始阶段一般并未明确意识到社会环境对于实施锻炼方案的重要性，但在持续锻炼一段时间以后，锻炼者几乎必然会把环境因素作为影响锻炼坚持性的重要方面。可见，外部环境可以通过影响青少年参与体育锻炼进而影响其身体素质。环境是指围绕着人类的空间及直接或间接地影响人类生活的各种自然因素和社会因素的总和。因此，外部环境因素包括自然环境和社会环境。

3.2.1 自然环境

自然环境又称物质环境，是指围绕在人类周围的客观物质世界。影响青少年身体活动的自然因素是以学校和家庭环境为主导的身体活动设施状况。随着科学技术的发展，新技术、新设备的应用，机动车辆使用的增加和家务劳动的减少或体力节省化，锻炼逐步成为人们增加体力活动、提高身体素质的重要手段。青少年的大部分时间都在学校度过。因此，学校的体育锻炼环境即体育场地、器材设施及体育师资是主要影响因素。

据中国教育统计年鉴，2003～2010年全国中学体育运动场馆面积达标学校的比例见表1-4。目前，全国高中体育场馆面积达标比例最高，其次是初中。体育运动场馆面积达标学校的比例总体上呈现逐年缓慢上升的趋势。

表1-4 全国普通中学学校体育运动场（馆）面积达标学校比例变化趋势（%）

年度	初中	高中
2003 年	65.68	74.07
2004 年	66.38	74.63
2005 年	67.61	76.38
2006 年	67.76	77.43
2007 年	69.23	78.3
2008 年	69.30	78.92
2009 年	68.00	79.26
2010 年	69.53	80.61

2003～2010 年，中学生和大学生人均占有运动场馆面积变化趋势见表1-5。人均占有体育场馆面积算法：历年各级学校体育场馆面积除以各级学校在校学生数（2003 年高等学校体育场馆面积暂缺）。从表1-5 可知，目前高中人均占有面积最多，其次是初中，高职人均占有面积最少。由此趋势图可知，除初中学生外，学生人均占有体育场馆面积在逐年减少，其中高职生减少最快，从 2003 年的人均 6.5 平方米减少到 2010 年的 5.1 平方米。

表1-5　　全国普通大、中学生人均占有体育场馆面积年度变化趋势

年度	初中			高中			高职		
	体育场馆面积（m²）	在校学生（万人）	人均占有面积（m²/人）	体育场馆面积（m²）	在校学生（万人）	人均占有面积（m²/人）	体育场馆面积（m²）	在校学生（万人）	人均占有面积（m²/人）
2003	400443980	6618.4	6.050465	182625764	1964.8	9.294878		1108.6	
2004	406130241	6475.0	6.272282	194009259	2220.4	8.737581	86557265	1333.5	6.490984
2005	404723566	6171.8	6.557618	199164133	2409.1	8.267193	95977174	1561.8	6.145384
2006	403669887	5937.4	6.798765	208613559	2514.5	8.296423	105837127	1738.8	6.086791
2007	393841899	5720.9	6.884266	206387967	2522.4	8.182204	107360122	1884.9	5.695813
2008	388035466	5574.2	6.961334	199913669	2476.3	8.073131	105168608	2021.0	5.203726
2009	381643303	5433.6	7.023711	198334615	2434.3	8.147574	109405563	2144.7	5.101308
2010	381515755	5275.9	7.231275	196686238	2427.3	8.102970	113335442	2231.8	5.078224

注：2003 年高等院校体育场馆面积数据暂缺。

从以上统计可以看出，我国中学体育场馆面积达标比例逐年缓慢上升，但生均占有体育场馆面积却呈现下降趋势（初级中学除外）。那么，到底学校体育场馆生均占有情况是改善了还是越来越差了？这两组数据给出了截然相反的答案。

通过调查走访得知，中学人均体育场馆面积减少而学校体育场馆达标比例增加（初中除外）与国家采取的中学"撤点并校"措施具有一定关系。2001年，国务院颁发的《国务院关于基础教育改革与发展的决定》将调整农村义务教育学校布局列为一项重要工作，并指出应"因地制宜调整农村义务教育学校布局。按照小学就近入学、初中相对集中、优化教育资源配置的原则，合理规划和调整学校布局"，拉开了教育资源布局调整的序幕。随后，为了优化农村教育资源配置的"撤点并校"措施开始在农村中学普遍实施。对农村教育资源进行整合，大量撤销农村原有中学，使学生集中到小部分城镇学校。由于被撤或被并的学校大多集中在较落后的农村，属于条件差、体育场馆不达标的学校，从而使得达标学校比例增加。表1-6 是 2003～2010 年 8 年间全国中学在校学生数和学校数。学校合并后，学生人数增加，但并没有相应地增加体育场馆面积，从而使得人均体育场馆面积减少。另外，在"撤点并校"过程中，为了适应集中办学，解决学生上学路途遥远的问题，学校普遍采取寄宿制。而大部分学校不是按寄宿制学校标准设计的，为了满足学生寄宿的要求，如宿舍、就餐、饮水、洗漱等，只得另外修建宿舍楼、食堂等。访谈得知，个别学校为了满足寄宿学生的要求，只好占用体有场馆或把体育场馆改建成宿舍楼等。这在一定程度上使学生体育场馆面积进一步减少。对于初级中学来说，学校数量减少了16.21%，而学生数却减少了25.45%，即虽然平均每所学校的学生人数减少了，但却导致人均体育场馆面积有所增加。高中学生人数和学校数都是先增加后减少，但总的情况是2010年学生数比2003年增加了19.05%，而学校数量却减少了12.24%。这使得2003～2010年平均每个学校的学生数有所增加。在学校规模没有改善的情况下，体育场馆也不可能有大幅度改善，以致人均体育场馆面积有所减少。调查结果表明，高中学校减少而学生数增加，部分原因是由于近几年"超级中学"的出现。"超级中学"垄断一流高级生源，优厚的待遇吸引最优秀的教师，从而吸引更多的学生特别是优秀学生，进而进一步巩固垄断地位。从在校师生数上看，我国一些"超级中学"正在赶超大学。例如，河南省实验中学的师生人数接近1万人，河南省夏邑县高级中学超过1万人，河南省淮阳中学分校超过2万人。在此过程中，部分升学率相对较差的学校由于生源较少，不得不停止办学。

高等院校的体育场馆人均面积最少与近几年扩招具有很大关系。由表1-6可见，高等院校学校数增加了34.18%，而学生数增加了50.33%。可见，学生数增加的比例远远大于学校数增加的比例，从而在一定程度上导致人均体育场馆面积的减少。

表1-6　　全国中学、大学各年度学生人数及学校数对比统计表

年度	初中		高中		大学	
	学生数（万）	学校数	学生数（万）	学校数	学生数（万）	学校数
2003	6618.4	63711	1964.8	15779	1108.6	1552
2004	6475	63060	2220.4	15998	1333.5	1731
2005	6171.81	61885	2409.09	16092	1561.78	1792
2006	5937.4	60550	2514.5	16153	1738.8	1867
2007	5720.9	59109	2522.4	15681	1884.9	1908
2008	5574.15	57701	2476.28	15206	2021.02	2263

年度	初中		高中		大学	
	学生数（万）	学校数	学生数（万）	学校数	学生数（万）	学校数
2009	5433.64	56167	2434.28	14607	2144.66	2305
2010	5275.9	54823	2427.3	14058	2231.8	2358
共增加	−1342.5	−8888.0	462.5	−1721.0	1123.2	806.0
增加比	−25.45%	−16.21%	19.05%	−12.24%	50.33%	34.18%

与生均占有学校面积的变化趋势进行比较，可以进一步了解各类学校体育场馆条件的真实现状。表1-7所示为近几年我国普通大学、中学人均占有学校面积的变化趋势。可以看出，除高中以外，其他各类学校学生人均面积变化趋势均与人均体育场馆面积变化趋势一致。可见，大学人均体育场馆面积减少基本上是由于生均占有面积减少所导致的。高中生均占有学校面积呈现逐渐增长趋势，与生均体育场馆面积减少形成鲜明的对比。

表1-7　　　　全国普通大学、中学人均占有学校面积（平方米/人）

年度	初中	高中	大学
2003	21.488860	39.006350	93.418620
2004	22.327040	36.799640	91.824850
2005	23.629980	35.662260	84.315190
2006	24.478140	35.828360	81.489910
2007	25.349790	35.837210	74.939010
2008	26.110740	36.745810	69.902500
2009	26.533890	37.167510	68.693340
2010	27.504170	37.218530	68.131650

以上比较说明，现有的升学体制也对学校体育场馆建设具有一定的影响作用。在升学体制方面，虽然《学校体育工作条例》第九条明确规定"体育课是学生毕业、升学的考试科目"，但是目前只实施了初中升学加试体育，体育考试分数计入升学总分。这在某种程度上引起了相关领导的重视，促进了体育场馆的建设。另外，由于体育成绩在升学总分中占有一定比例，迫使体育场馆被占用或挪作他用的比例相对减少。这些都使得初中学校体育场馆建设得到被动加强。而对高中学生来说，高考压力太大，家长和老师根本无暇顾及高中学生的身体活动，更谈不上重视体育锻炼场地建设了。高中学生人均占有体育场馆

面积不断增加，而人均占有体育场馆面积却不断减少。这说明，受"高考指挥棒"的影响，高级中学的教学资源（学校面积）得到发展，而体育相关的教学资源并未得到相应改善，反而越来越差。另外，望子成龙的家长争相将孩子送到名校就读，使名校拥挤不堪，出现"超级中学"现象，使高中学生人均体育场地进一步减少。另外，在以经济发展为中心的今天，地方政府更多地重视经济建设。相比于经济发展用地，对学校教育用地，尤其是对于体育场馆用地的重视程度几乎是天壤之别。政府对教育经费、教育用地的投入相对有限，再加上学校引进社会资金的能力尚有限，导致学校缺乏稳定的资金来源，学校体育场地根本满足不了体育教学与开展活动的需要。

由此可见，体育场馆面积达标学校的比例不能准确、客观地反映各级学校体育条件的现状和整体水平，建议教育部在公布这一信息时用学生人均使用面积等指标来代替。

教育部对于器械配备达标学校比例的数据统计从 2006 年开始，如表1-8所示。虽然统计数据显示达标学校比例呈现逐步增加的趋势，但是与学校体育场馆面积的趋势一样，因受其他因素的影响太大，故而不能代表学校体育器械的整体水平得到了提高。

表 1-8　　全国普通中学体育器材配备达标学校比例变化趋势（%）

年度	初中	高中
2006	64.74	77.64
2007	66.4	78.31
2008	66.9	78.9
2009	66.02	79.43
2010	68	81.14

综上所述，除初中学校外，全国学校体育场馆面积总体水平并没有得到根本改善，反而呈现出越来越差的趋势。学校体育器械配备达标学校的比例虽逐年上升，但该数据受其他因素影响较大，不能客观反映其真实水平，故而不能认为其条件得到了改善。

影响青少年身体活动的另一个主要因素是体育师资的现状。对体育师资的研究通过两个方面：一是从数量上来看，即体育生师比；二是从质量上来看，即体育教师达到研究生学历或高级职称（高职）的比例。

生师比是衡量师资数量是否适当的重要指标。联合国教科文组织 1995 年对全球 190 个国家的统计数据显示，越是发达国家，初等教育和中等教育的生师比越小；越是欠发达国家，其生师比越大。2004 年教育部规定：生师比是衡量普通高等学校基本办学条件和核定年度招生规模的重要依据之一。生师比过高，教师超负荷工作，没有精力参加实践、科研和教改活动。体育师资不足，学校要么完不成国家规定的课时量要求，要么增加班级规模。增加班级规模，一方面使教师组织教学的难度增加，不能保证师生间充足的互动机会，降低了学生学习的积极性，教学效果难以保证；另一方面增加了运动伤害事故的发生。因此，体育生师比对学校体育教学活动的开展影响巨大，有必要分析近几年的变化情况。

由教育统计数据获得历年各级各类学校体育教师数，再由中国统计年鉴获得历年在校学生数，从而得出我国各级各类学校体育生师比。国家要求对高校一、二年级开设体育课，所以本课题中计算高校体育生师比时，采用的学生数为高校在校一、二年级学生（当年和上一年招生人数总和）。为统计方便，本研究中包括了少量体育专业的专任教师和体育专业学生。因体育专业生师比很低（教育部规定体育专业的生师比是11），因此实际上高等学校体育的生师比高于本文的统计结果。

按照《国家学校体育卫生条件试行基本标准》的规定，初中每6~7个班级配备一名体育教师，平均为6.5个班；高中每8~9个班级配备一名体育老师，平均为8.5个班。一般班级容量，中学为45人。由此可得出合理的生师比分别是初中292.5、高中382.5。由合理的生师比可计算出各学习阶段需要的体育教师数。根据计算得知，我国目前初中应配备体育教师180373人，实际配有175962人，因此尚缺少4411名教师；高中应配备体育教师63460人，实际配有73321人，因此高中学校体育教师不存在缺编现象，甚至超编9861人。

尽管存在初中体育教师缺额现象，但是普通初中和高中学生与体育教师的比例基本上呈逐渐下降的趋势。也就是说，普遍中学体育师资条件逐渐改善。这一趋势与普通中学生师比整体状况逐渐改善有关。初中和高中学校的生师比逐渐降低。普通高校学生与体育教师的比例逐渐增加。这主要是因为高校扩招以致学生数量急剧增加，而体育教师数量增加的速度低于学生数量的增长速度。但是，普通高等学校的生师比最近几年已经达到稳定状态，没有明显上升；而体育的生师比却逐年上升，这暴露出高等院校体育师资发展缓慢，与整体师资力量发展不相适应。同时也提示，高校体育师资发展缓慢可能是导致高职生身体素质明显下降的一个重要原因。

尽管从2003年至今，普通中学体育师资从数量上逐渐得到改善，即体育生师比逐年下降，但初中体育教师不足现象仍然存在。2010年，全国10省、市体育卫生专项督导发现，在一些按规定开足体育课的学校，体育教师的课时量中学达 18 节以上。与其他学科相比，体育教师的工作量属超高工作量。

高等学校体育生师比基本上呈现逐年上升趋势，表明高校体育师资状况越来越差。

体育教师的总体质量情况，我们用教师的学历或职称情况来代替。2003～2010 年，中学体育教师研究生学历占体育教师总人数的比例逐年增加，而高等学校体育课教师的职称结构也不断改善，正、副高级职称所占总体体育教师的比重逐年增加。

我国普通中学体育生师比逐年增加，这与普通中学生师比整体状况逐渐改善有关。初中学校整体生师比从 2002 年至今不断降低，高中学校整体生师比从 2004 年逐渐降低。中学体育教师缺乏具有深层次的原因。一方面，从 2001 开始实施的新课程标准增加了体育课时，而体育教师的数量并没有按课时比例同步增加。另一方面，国家的教师配置政策不涉及学科，基本上是按照生师比规定，以学生整体为基数，没有明确规定配置哪些课程教师。学校在配置教师时会将语、数、外教师放在首位，而将音、体、美教师放在次要地位。而如果学校不配齐体育教师，少开设甚至不开设体育课，对学校和校长等管理人员，在现有的法律中都没有相应的行政问责。另外，由于学校"撤点并校"等原因，原有的部分体育教师改行做了其他工作。因此，尽管近几年体育院校培养出大量体育教师，但中学的体育教师配置仍没有达到国家的基本要求。

普通高校学生与体育教师的比例逐年增加。这主要是由于高校扩招以致学生人数急剧增加，而体育教师数量增加的速度低于学生数量的增长速度。但是，普通高等学校从 1999 年开始扩招以来，其生师比开始上升，在 2003 年以后已经达到稳定状态，而体育生师比却逐年上升。这暴露出高等学校体育师资发展缓慢，与整体师资力量发展不相适应。

高等学校整体生师比逐步改善，并在 2003 年达到相对稳定状态。这与教育部对高校基本办学条件和核定年度招生规模的规定有很大关系。2004 年教育部规定：生师比、具有研究生学位教师占专任教师的比例、生均教学行政用房、生均教学科研仪器以及生均图书量是衡量普通高等学校基本办学条件和核定年度招生规模的基本依据。其中规定：生师比的合格标准，医学院校为 16，体育和艺术院校为 11，其他院校为 18。凡一项指标未达到规定要求的学校，即被确定为限制招生（黄牌）学校；凡连续三年被确定为黄牌的学校，第三年即被确定为暂停招生（红牌）学校。2004 年教育部公布的黄牌学校有 26 所，其中有 13 所是因为生师比过大。这说明，教育部对高等学校办学条件的评估客观上促进了学校教师的补充，基本上满足了教学的要求。然而，教育部并没有对各专业教师的要求进一步加以细化，以致在整体生师比保持稳定的情况下，体育生师比逐年上升。此外，因统计方便，笔者把"公共体育课教师"用"体育教师"来代替，"一、二年级学生"中也包括体育专业的学生。因此，实际的高等学校体育生师比比本文的统计结果更高。2010年国民体质监测公报显示，中学生身体素质下滑趋势开始得到遏制，但高职生身体素质仍然呈现缓慢下降，而高校体育师资发展缓慢无疑是其中一项重要的影响因素。

各级各类普通学校体育教师达到研究生学历或高级职称的比例呈逐年上升趋势，说明体育教师从质量上得到了改善。这一趋势与普通学校整体师资质量逐步改善有很大关系。无论是初中还是高中，教师学历水平基本上呈逐年提高趋势。高等学校体育教师正高级职称比例逐年上升，而正、副高级职称比例2003~2008年逐年下降，2009~2010年又开始上升。这一结果可能是由于教育部对高校生师比的要求促使高等学校引进大量年轻教师，以致副高级职称教师数量相对比例降低。

除初级中学略有上升外，其他学习阶段学校体育场馆面积呈逐年下降趋势。体育器械配备率虽逐年上升，但并不能说明其条件改善了。体育师资状况，首先从数量上看，我国学校整体体育师资有待提高，高校体育教师数量相对不断减少；从质量上看，无论是中学体育教师的学历水平还是高校体育教师的职称水平都在不断完善。

现阶段，我国社会的主要矛盾是人民日益增长的美好生活需求和不平衡不充分的发展之间的矛盾。表现在体育事业的发展方面，在当前和今后相当长的时期，人民群众日益增长的体育需求与社会体育资源相对不足的矛盾，仍是我国体育发展过程中的主要矛盾。可见，学生对体育锻炼的需求和价值取向也在不断增长并逐渐多元化。这对体育公共服务提出了新的要求，原来的场馆如田径、篮球等利用率高，人均需要所占面积少。随着社会和经济的发展，新兴体育项目和所谓的贵族类项目被引进学校。而新引入项目大多人均需要面积大，如网球场地比篮球场地大得多，但容纳学生锻炼的人数却比篮球要少得多。因此，尽管统计结果显示体育场馆达标学校比例与体育器械达标学校比例逐年增加，但还是与现实中学生和体育教师的越来越高的需求差距越来越大。毕竟这一标准的制定已经经过了十多年，而且人均占有体育场馆面积在整体上仍呈现下降趋势。尽管中学师资状况逐渐改善，但大部分学校的师资配置与场馆建设仍然离国家的要求相差较大，而且高职体育教师的比例还在逐年下降。此外，我国各地区经济发展不均衡，各地学校场馆设施和体育教师配备也不尽相同。可见，解决学生日益增长的体育需求与学校体育资源相对不足的矛盾任重道远。

3.2.2 社会环境

社会环境因素主要包括应试教育制度及伴随它产生并进一步强化这种制度的措施和文化背景。

由以上的分析可知，高中学校在人均占有学校面积不断增加的同时，学生人均占有体育场馆面积却不断减少。这是因为，学校为了有一个更好的应试环境，占用或挪用体育活动场所。有限的教育资源为了应试考试而作出让步，从而不能保证最基本的体育活动资源的供给。另一方面，为保证考试科目的学习时间，应试教育抢占了学生体育活动的时间。

另外，国家的独生子女政策使应试教育的弊端进一步彰显。独生子女时代造成所有家长对孩子都抱有非常高的期望值，只有一个孩子意味着只有一次希望，因此，很多家长为了一个不切实际的目标，把孩子对体育运动的爱好扼杀了，从而导致其身体素质下降。另一方面，因为只有一个孩子，导致家长过度保护或溺爱孩子，不允许他们受到一点磕碰。在多子女的时代，一家人有几个孩子，家长对孩子的注意力也会分散。同时，过度关心孩子也使得教师在体育运动时尽量回避激烈的体育项目，甚至放弃所有身体活动。

小学入学年龄的变化也在不断强化应试教育的过程中影响青少年的身体素质。新中国成立初期，我国的教育资源总体上缺乏。为了保证偏大年龄儿童优先入学，各地区根据实际情况对入学年龄进行限制。随着经济的发展，教育条件不断改善，小学在校学生人数也从 1997 年开始减少，入学年龄限制逐渐降低。例如，北京市小学入学年龄做过几次调整。新中国成立初期为 7～12 周岁。从 1956 年开始，入学年龄放宽到 7～13 岁。1979 年规定，城市和近郊区的入学年龄为 6 周岁半，农村地区为 7 周岁。1985 年，城镇地区的入学年龄放宽到 6 周岁零 3 个月，农村地区放宽到 6 周岁零 9 个月。再如，宁波市海曙、江东和江北三区 1999 年入学年龄限制从 6 岁半调整为 6 岁 3 个月，到 2000 年又调整至再提前 3 个月，即 6 岁少儿即可进入小学，接受九年义务教育。另外，北京市密云县教育局将 1996 年新学年小学新生入学年龄由原来的 6 岁半提前到 6 岁零 3 个月，以尽快完成从 6 岁半入学到 6 岁入学的过渡，直到 2006 年第十届全国人民代表大会常务委员会第二十二次会议修订的《中华人民共和国义务教育法》第 11 条规定入学年龄为 6 周岁。由此可见，小学入学年龄呈逐渐下降趋势。另有教育部公布的数据表明，如表 1-9 所示，6 岁及以下年龄入学的比例在逐渐增加。最近几年，要求放宽入学年龄即在 6 周岁以下入学的呼声越来越高，部分地区已经酌情放宽或打算进一步放宽入学年龄限制。更有甚者，因为"年满 6 岁才能入小学"的年龄限制，为了让孩子不超龄读书，每年 8 月，很多地方出现剖腹产的高峰。入学的年龄越来越低，一方面意味着孩子们越来越早地陷于应试教育的苦海，小小年纪就丧失了自由玩乐的天性。另一方面，原来入学晚，各项身体素质的敏感期基本上是在小学阶段，随着入学年龄越来越低，学生各项身体素质的敏感期推迟到初中甚至高中。而从小学到初中再到高中，国家要求的体育课时量越来越少，学生的学习压力也越来越大。另外，从以上调查可知，男生为此付出的代价更高，身体素质下降比女生更明显。任何时代的孩子都需要丰富多彩的游戏和犹如一日三餐般重要的运动，特别是男孩对此更有着如饥似渴的需求。青春期以后，男性的睾丸素是女生的 15 倍。睾丸素的增加是男孩好动好竞争敢冒险，渴望成为最强壮、最勇敢、最坚强的男子汉的重要原因。对于体内睾丸素高于女孩 15 倍的男孩，却要求他们与女孩上一样的体育课，甚至在上课时要求他们保持与女孩一样的规矩，不要打打闹闹，哪个男孩能得到足够的运动以满足他们如此强烈的渴求？当一个男孩体内的每一根神经都催促他去跑去跳时，他却必须坐得端端正正，把手背在后面，听上 8 小时的课。这一问题不仅仅导致男孩身体素质下降明显，还使中国男孩出现四大危机：学业危机、体质危机、心理危机和社会危机。

表 1-9 全国普通小学招生年龄、人数及比例

年度	2003	2004	2005	2006	2007	2008	2009	2010
总人数	1829.4	1747	1671.7	1729.4	1736.1	1695.7	1637.8	1691.7
6 岁及以下人数	880.8	920.7	934.3	1058.1	1133.9	1148.1	1139.4	1237.5
6 岁及以下比（%）	48.15	52.70	55.89	61.18	65.31	67.70	69.57	73.16

应试教育是指脱离社会发展需要、违背人的发展规律、以应付升学考试为目的的教育思想和教育行为，是教育工作存在弊端的集中表现。它源于存在了一千多年的科举制度，对中国人的学习、生活都产生了重大的影响。然而，当代应试教育制度的产生发展也是社会发展的必然产物。经历十年"文革"浩劫后的中国，满目疮痍，百废待兴，迫切需要大批人才建设祖国。而"文革"期间的推荐选拔制成为少数人搞不正之风的手段，被推荐进入高等学校深造的人不但数量有限，而且大多素质不高，根本不能适应社会发展的需要。同时，大量被"文革"耽搁的青少年迫切渴望知识、渴求成才。因此，1977 年高考制度的恢复适应了时代发展的迫切需要，为国家建设培养了大批人才，为广大求知青年开辟了一条成才之路。尽管存在种种弊端，但应试教育制度在我国有其存在的合理性。一方面，中国教育资源的有限性决定了只能采用优胜劣汰的方式，通过选拔来决定教育资源的分配。我国现阶段的教育力量还无法解决教育资源供小于求的矛盾。在这样的情况下，势必要有一种比较公正公平的方法来

进行选拔，而考试正是比较公平有效的方法。另一方面，它又是历史发展的必然。考试制度是人类文明发展到目前最客观、最公正、最有效的评价手段。

虽然来自自然环境和社会环境等各方面的因素是影响个体的与身体素质有关的各项身体活动的重要原因，但这些因素最终仍需作用于个体并通过个体的行为来显现其影响作用。因此，以研究对象即青少年为主体视角，对其日常行为与生活方式进行分析，调查并统计其每天的身体活动量，并与之前的研究结果进行比较，从中找到其身体活动量的变化环节，探讨影响其各类身体活动量的相关因素，可以为提高青少年身体素质找到切入点。

3.2.3 行为与生活方式

现代社会经济的快速发展正在悄然改变着青少年的生活方式，静坐少动、热量摄入过多等不良生活方式已成为影响青少年体质健康水平的重要原因。与青少年日常身体活动量有关的行为与生活方式对其身体素质具有直接的影响作用。按照用进废退的原则，生物体的器官如果经常使用就会变得发达，不经常使用就会逐渐退化。青少年的行为与生活方式影响其每天总的身体活动量。总的身体活动量减少可以使骨骼、肌肉等器官利用率降低，从而导致与身体活动相关的器官功能退化，而外在表现就是身体素质下降。因此，对每天的身体活动内容进行分析，就是对从学生上学到放学以及节假日的各项身体活动进行统计，进而得出学生每天总的身体活动量。身体活动量减少是导致学生身体素质下降的直接原因。

（1）职业性身体活动。学生有关的身体活动包括学校体育、早操、课间操和有组织的课外体育活动以及上下楼梯等身体活动。

原国家教育委员会颁布的《学校体育工作条例》规定，普通中学各年级和普通高校一、二年级必须开设体育课；普通高校对三年级以上学生开设体育选修课。《体育与健康课程标准》明确规定了体育与健康的课时，7～9 年级为每周 3 学时，高中为每周 2 学时。2007 年再次明确提出，学校要严格执行国家《体育与健康》教育课程标准，各级各类学校必须保证体育课时。

问卷调查结果显示，初中学生的体育课时与国家要求有很大差距。初中达到每周 3 课时的占 18.07％。高中和高职一、二年级大部分被调查学生的体育课时量达到国家要求，72.34％和 81.03％的被调查学生的每周体育课时为 2 节或以上。调查问卷还对体育课的运动强度进行了估计。结果显示，所有年级都有超过 50％的学生感觉强度过低：初中 78.07％、高中 64.37％、高职 1～2 年级 71.55％。体育课被挤占的情况也很严重，各个学习阶段都有 50％以上被调查学生的体育课曾经被挤占。其中，中学体育课被挤占的情况最严重，初中为 64.41％，高中为 59.04％，高职 1～2 年级为 53.45％。

体育课实际课时量与国家规定差距较大,大部分学校未完成要求的课时量,高职完成课时量的情况最好。

体育课时量被挤占的情况与之前的调查结果相比差别不大。姜东对哈尔滨市 20 所中学进行了调查,其中 8 所高中每周按国家规定开设 2 节体育课,而 12 所初中仅有一所体育课达到 3 节,体育课曾经被挤占的被调查学生比例达到 45.3%。冯迎娜对中国边远地区国家级穷困县农村中小学生体育课的研究显示,在所调查的 300 多所中小学校中,只有 77% 的中学和 83.1% 的小学能够正常开设体育课,更不要说按照国家规定上足所要求的课时量了。针对体育课的强度的调查结果显示,大多数学生运动强度过低,达不到锻炼身体的目的。对体育课运动强度的文献仅限于高等学校,调查结果显示,体育课强度有逐渐降低的趋势。

另外,体育课的活动强度不高,并且被占用的情况在各个学习阶段都非常严重。尽管学生实际完成课时量的情况在近几年没有显著变化,但体育课运动强度有降低的趋势。有超过 50% 的学生感觉上课前后身体变化不明显,达不到健身的目的。强度过低主要是因为学生的安全问题让体育教师放不开手脚,以致体育课的活动强度打了折扣。教师尽力回避激烈项目,选择做操、长跑等温和的项目,以致体育课越来越娱乐化、游戏化了。体育运动总体上对抗性强,极具竞争色彩,加之未成年人的身体结构和生理机能尚未成熟完善,他们的基本运动能力和运动水平较低,在学校体育活动中易发生伤害事故。由于一个家庭只有一个孩子,以致孩子"伤不起",一旦出了事情,学校也赔不起。久而久之,体育课变成了保健课或游戏课。另外,在学校体育教学内容和方法的改革中存在一些误区,即过分强调学生在参与体育锻炼过程中(包括体育课和课外活动)的情感体验,其结果使得一些学生感觉比较枯燥,尤其是对促进学生耐力、心肺功能有着积极作用的体育锻炼项目被取消,甚至出现学生不愿练的项目不安排、危险性大的体育项目在体育课中很少安排等现象。体育课被挤占多是因为目前体育课仍处于次要位置,在升学率的硬性考核面前,体育课变得可有可无。

中共七号文件对有组织的课外体育活动、早操、课间操做了具体规定:中学校在没有体育课的当天,必须在下午课后组织学生进行一小时集体体育锻炼并将其列入教学计划;全面实行大课间体育活动制度,每天上午统一安排 25~30 分钟的大课间体育活动;寄宿制学校坚持每天出早操;高等学校要把课外体育活动纳入学校日常教学计划,使每个学生每周至少参加三次课外体育锻炼。

调查结果显示,初中生课外体育活动、早操和课间操的开展情况相对较好。初级中学每天开展课外体育活动、课间操和早操的学生比例达到40.68％、75.14％和75.75％，从来没有开展过这类活动的学生比例为28.25％、7.91％和5.65％。高级中学每天开展课外体育活动、课间操和早操的学生比例达到11.70％、35.64％和31.38％，从来没有开展过这类活动的学生比例为7.98％、3.72％和6.38％。高职1～2年级被调查学生中有31.87％的学生每周开展三次及以上有组织的课外体育活动，有37.10％的学生开展三次以上的早操活动，从来没有开展过课外体育活动和早操的学生比例达到40.52％和47.41％。高职3年级被调查学生中有39.41％的学生开展三次以上有组织的课外体育活动，有36.45％的学生开展三次以上的早操活动，从来没有开展过课外体育活动和早操的学生比例达到46.80％和47.78％。

调查问卷还对课外体育活动的时间和强度进行了分析。高级中学每天平均参加的早操、课间操和有组织的课外体育活动总时间达到30分钟以上的学生比例为40.96％。但每次活动后，身体感觉属于中等或高等强度的学生达10.64％。高职1～2年级每天平均参加的早操、课间操和有组织的课外体育活动总时间达到30分钟以上的学生比例为27.59％。但每次活动后，身体感觉属于中等或高等强度的学生只有24.14％。高职3年级每天平均参加的早操、课间操和有组织的课外体育活动总时间达到30分钟以上的学生比例为10.84％。但每次活动后，身体感觉属于中等或高等强度的学生只有12.32％。

由上可知，对早操、课间操及有组织的课外体育活动的调查结果显示，从初中到高中，学校开展的有组织的课外体育活动次数、时间逐渐减少，强度逐渐降低。高职开展有组织的课外体育活动的次数与中学相比没有减少，但时间减少了，强度降低了，只有1/10的高职生达到中等强度和高强度。与之前的研究结果对比显示，中学生的课外体育活动时间和强度变化不大，而高职生活动时间明显减少。

（2）闲暇时间的身体活动。闲暇时间的身体活动包括课外自觉体育锻炼等户外身体活动。

调查问卷显示，每周课外自觉体育锻炼的时间达到3小时以上的学生比例，初中为15.25％，高中为5.32％，高职1～2年级为30.17％，高职3年级为26.11％。课外体育锻炼的人数是从初中和高中逐渐减少，进入高职1～2年级后达到最大值，到高职3年级又略有下降。这一趋势表明，初中和高中学生受中考和高考的影响，学习压力越来越大，致使体育锻炼越来越少。到高职后，学习稍有放松，更注重兴趣的广泛培养，因此课外体育参与达到最高值。国家对高职三年级学生体育课不作要求，再加上学生关注就业或进一步深造等问题，体育活动再度减少。

2002 年对身体锻炼情况的调查中也有对锻炼比例进行的统计。其中，锻炼是指规律性进行每次超过 20 分钟、以锻炼身体为目的的各种活动。如果某一项活动一天参加数次，每次不足 20 分钟，但全天累计超过 20 分钟，也计为参加，参加频率为每天 1 次，每次持续时间为全天时间的累计。为了与该结果进行对比，需要把现有数据进行处理，粗略估算现在学生平均每天达到 20 分钟锻炼时间的比例。每天 20 分钟相当于一周 140 分钟，即 2.33 小时。因此，周锻炼时间达到 2.33 小时的学生比例＝（3－2.33）/（3－1）×锻炼时间为 1～3 小时的学生比例＋锻炼时间 3～5 小时的学生比例＋锻炼时间 5 小时以上的学生比例。计算结果见表 1－10。由此表可知，除了高中学生参与课外体育锻炼的比例下降幅度较大以外，其他组都没有下降；高职生的参与比例反而有较大幅度的增加，尤其是高职一、二年级的学生提高了将近 20 个百分点。高职生参与比例上升，部分原因可能是因为 2002 年的调查对象包含了部分已经结束学业的学生。由此可见，除高中学生以外，其他学生课外体育锻炼时间近几年基本上没有下降。

表 1－10　　　中国学生参加课外体育锻炼的比例变化趋势（%）

2010 年		2002 年	
初中	31.45	13～17 岁	29.5
高中	13.65		
高职 1～2 年级	43.1	15～20 岁	23.9
高职 3 年级	37.77		

综上所述，闲暇时间的身体活动，除了高中学生参与课外体育锻炼的比例下降幅度较大以外，其他组总体上没有下降。尽管学生课外自觉体育锻炼时间近几年没有下降，但总体水平并不高，大部分学生每周锻炼时间在 3 小时以内，距离国家提倡的每天锻炼一小时的要求还有很大差距。另外，学生进行课外自觉体育锻炼是养成体育锻炼习惯的基础，是终身体育意识形成的关键。因此，找到课外自觉体育锻炼的影响因素可以有针对性地制定对策，以提高学生身体的活动量。课外自觉体育锻炼基本上是学生自觉、自愿进行的。所以，对这一活动进行的动机即制约因素和促进因素的研究将为解释和改善课外体育锻炼现状提供一定的思路。本研究借用赫茨伯格的激励—保健理论。该动机理论认为，在激励员工时，内部因素与工作满意和动机有关，外部因素与工作不满意有关。满意的对立面并不是不满意。也就是说，消除了工作中的不满意因素并不必定能让工作令人满意；导致工作满意的因素与导致工作不满意的因素是相互独立的，而且差异很大。因此，试图在工作中消除不满意因素的管理者只

能给工作带来和平，而未必具有动机作用。这些因素只能安抚员工，不能激励员工。赫茨伯格称这些导致工作不满意感的外部因素为保健因素。当它们得到充分改善时，人们便没有了不满意感，但也不会因此而感到满意（或受到激励）。要想真正激励员工努力工作，必须注重激励因素，内部因素会增加员工的工作满意感。学生自觉参与课外体育锻炼活动与员工工作具有一定的相似性。因此，为了提高学生参与率，不仅要设法消除制约因素，更重要的是还要创造条件使促进因素得以实现。也就是说，与此相关的调查问卷不仅包括制约学生进行课外体育活动的因素，主要是外部因素，还包括促进因素，主要是内部因素。在对制约因素和促进因素进行选择时，参考澳大利亚居民体育休闲参与的影响因素设置。对于初中学生来说，排在前三位的限制学生进行课外体育锻炼的主要因素分别为学习紧张、缺少时间占 53.1%，伤或病占 17.0%，有惰性占 6.8%。限制高中学生课外体育锻炼的主要因素排在前三位的分别为学习紧张、缺少时间占 54.8%，有惰性占 21.8%，伤或病占 6.4%。限制高职 1～2 年级学生课外体育锻炼的主要因素排在前两位的分别是没有伴儿和有惰性，占 13.8%，第三位是伤或病，占 12.1%。限制高职 3 年级学生课外体育锻炼的主要因素排在前三位的分别是有惰性占 21.2%，没有伴儿占 15.8%，不感兴趣占 13.8%。

　　针对初中生和高中生，有 50% 以上学生认为，影响其体育参与的主要因素是学习紧张、缺少时间。而对高职生来说，有惰性和不感兴趣是影响体育参与的最主要因素。值得关注的是，以前普遍认为的体育设施和条件不足（场地缺乏或太远）是学生体育活动难以保证的主要原因之一，而此次调查中的学生并不这样认为。无论是中学生还是高职生都不认为锻炼场地问题是影响其参与的主要因素。这可能是因为：一方面，课外自觉体育锻炼参与率处于非常低的水平，经常参与锻炼的学生少，所以场地基本够用；另一方面，大部分学生参与次数少、时间短，没有感觉到场地短缺问题。这从另一个侧面反映出课外自觉体育锻炼参与率处于极低的水平。对于初中生和高中生来说，参与课外体育锻炼的主要促进因素为获得乐趣、促进健康和提高运动能力。高职 1～3 年级学生参与课外体育锻炼的主要促进因素，排在前三位的分别为促进健康、获得乐趣和改善体形。

　　中学生参与课外体育锻炼的促进因素主要集中在获得乐趣、提高运动能力和促进健康，高职阶段部分学生认为课外体育锻炼是为了改善体形、获得乐趣和促进健康。选择应付考试达标的比例总体上不太高，高职阶段学生的比例较低，初中阶段认为该因素是促进其课外体育锻炼的主要因素的学生比例最高。可见，学生更注重的是体育运动过程中的情绪体验、成功体验以及对健康的追求。因此，在进行学校体育课教学时应该注重健身与健心的协调配合，使学生由"要我锻炼"尽快转为"我要锻炼"。根据以上的调查结果，通过与之前青少年的身体活动量进行比较，得出青少年日常身体活动变化的环节包括以下几个方面：体育课运动强度降低；高职生课外体育活动时间明显减少；高中生参与课外体育锻炼比例下降幅度较大。

3.2.4　中考体育加试、高考体育加试对耐力素质的影响

对部分学生的问卷调研结果显示，69.43％的学生希望中考体育成绩占60分，19.69％的学生希望是100分；由于体育加试的存在，70.98％的学校重视体育课，29.53％的学生希望中考体育成绩分占得越多越好。

父母亲经常坚持体育锻炼的，对自己的孩子也会起到潜移默化的作用。这一类家长对于孩子坚持体育锻炼持肯定态度。另外，大约41.45％的家长希望孩子中考体育成绩达到100分是比较合适的，还有大约6.22％的家长希望孩子的体育成绩达到120分或者150分。

在调研的193名中学生中，体育课每周为2学时，占调研人数的76.17％，13.47％每周体育课时3学时，各有5.18％开设了1学时或4学时；课外体育活动1次的占51.81％，2次以上的占48.19％。由于面临中考体育加试的压力，总体上各学校能够按要求开设体育课，适当地开设课外体育活动。

从教学组织形式以及教学内容的安排来看，较为先进的合班分组选项教学还没有让各学校接受。88.08％的受访者，体育课依然是单班形式授课。也许学生初中阶段不宜分科分项教学，以便于集中进行身体素质练习。在受访者中，有53.82％的教学内容注重学生的喜好，固定或不固定地教授学生某项体育技能。但是，依然有28.5％的受访学校按部就班，篮、排、足、田径、体操什么都教，有19.69％的受访者依然采用"放羊式"教学。

高中阶段的体育课无论是教学形式还是教学内容都较初中差。特别是进入高二、高三阶段，体育课被挤占、挪用或干脆取消。虽然高一阶段尚开设体育课，但也基本上是爱来不来、爱上不上，老师不管，学生也不积极，基本上是形同虚设。由于所有的一切都要为高考让路，以致高中体育老师和学生都非常无奈。"毕竟体育再好也带不到大学去，更不能帮助他们考好大学，除非把体育成绩纳入到高考总成绩当中！"这是许多受访同学的心声，也是许多受访体育老师和学生家长的心声。

中国受两千多年"学而优则仕"传统礼教的影响，学生本人、学生家长以及社会都认为，只有通过学习才能够获得好的将来，却忽视了体育锻炼对孩子一生的作用。一直以来，体育课都处于一个非常尴尬的境地，无人重视，无人

问津。随着近几年国家强令在中考中加入体育成绩，学生、学生家长、学校以及社会才真正重视起体育课来，虽然应试的味道还是比较浓，但毕竟还是重视了起来。

高中阶段的体育课又回到了原来，由于高考不需要加试体育，以致体育课被挪用、被挤占甚至被取消的厄运又回到了各高中。尽管高中阶段的学习任务特别繁重，但是忽视了体育锻炼的学生反而大大降低了学习效率。俗话讲得好："不会休息的人，学习也学不好。"这个休息不是简单意义上的睡睡觉，对于脑力劳动的学生，必须通过体育锻炼这种积极意义上的休息，才能使大脑得到良好的休息，才能使学习效率更高。

3.2.5　辽宁省高职各校体育开展情况

（1）体育课情况。从调研结果看出，只有营口理工学院学制为两年，其他院校都为三年。其中，辽宁建筑职业学院实行的是"2＋1"学制，即在学校学习两年，出外实习一年。各家高职院校体育课开设的学期数最多为5学期，最少2学期，每学期体育课最少14周，最多19周。除一家高职院校每周4学时体育课之外，其他各院校体育课均为2学时。表1—11说明，各高职院校的体育课能够尽量上足。

表 1—11　　　　　　　　　　　体育课教学模式

	单班不分组教学	选项教学	俱乐部教学
城建院		√	
大连职院		√	
辽宁建筑		√	
金州纺织	√	√	
装备制造		√	√
营口理工			√
林业职院		√	
辽宁机电			√
辽阳职业		√	
沈阳工大高职		√	

表1—11显示，金州纺织职业技术学院采用单班不分组教学和选项课教学，辽宁装备制造职业技术学院采用选项教学＋俱乐部教学模式，营口理工学院和辽宁机电职业技术学院采用俱乐部教学模式，其余6所高职院校采用选项教学模式。作为全新的体育教学模式——俱乐部教学模式，已经在辽宁省部分

高职院校开始采用。这是一个可喜的现象。

　　每学期体育课，除辽宁建筑职业学院和沈阳工业大学职业技术学院在体育课中不开设体育理论教学内容之外，其他各校开设体育理论教学最少 1 学时，最多 8 学时，说明各家院校都比较重视体育理论知识的教授。每学期除辽阳职业技术学院在课上不安排身体素质练习内容外，其他各校都安排一定时间的身体素质练习内容。从各校开设的选项能够看出，传统的篮、排、足三大球仍是各校开设的主要内容，根据各校实际以及体育老师的专项情况，乒乓球、健美操成为必开课程，武术、拳击、跆拳道、极限飞盘以及瑜伽越来越受到同学们的喜爱。

　　（2）各院校体育考核方式、考核内容、耐力项目在体育成绩中的占比情况。表 1—12 显示，虽然在调研的各个学校中，体育理论教学内容只有两所学校没有开设，其他 8 所院校都开设了体育理论课教学，但是在学期末成绩考核中，体育理论不占总成绩的却达到 6 所院校，还有一所只占 10％。作为耐力素质重要指标的女生 800 米跑、男生 1000 米跑，却也有 4 所院校没有列入期末体育课考评范围，还有 3 所院校只占 10％，属于象征性质。作为学生平时出缺勤以及课上表现的平时成绩，辽宁建筑职业学院和辽宁机电职业技术学院居然给到了 50％和 60％。虽然严格考勤没有错，但是将平时成绩定得过高是否合适，值得探讨。

表 1—12　　　　　　　　　　体育课考评方式及内容

院校	平时成绩	理论成绩	800 米、1000 米成绩	专项技评成绩	考评模式	
					分离	不分离
城建院	30	30		40		√
大连职院	40			60		√
辽宁建筑	50			50		√
金州纺织	30	30	10	30		√
装备制造	40	10	10	40		√
营口理工	20		40	40		√
林业职院	40		20	40	√	
辽宁机电	60		30	10		√
辽阳职业	20			80		√
沈阳工大高职	40	20	10	30		√

（3）课外体育活动开展情况，课外体育俱乐部、体育协会或社团。除辽宁城建职业技术学院和辽宁建筑职业学院没有开设课外体育俱乐部之外，其余各校都开设了课外体育俱乐部。个别学校课外体育俱乐部与体育协会或体育社团同时开设，而且都有体育老师做指导。说明在高职院校阶段，各院校还是非常重视学生课余体育锻炼的。

调研的 10 所高职院校的学生，每周参加 3～4 次以上体育锻炼的占80.85%；每次锻炼时间超过 1 个小时以上的占 57.65%；经常坚持晨练的占51.23%；每次锻炼时以跑步热身的占 23.42%；经常坚持跑步锻炼、喜欢跑步锻炼的学生均占 35.61%。在这些经常跑步锻炼的学生当中，经常坚持跑3000 米以上的占 36.64%。以上数据显示，在调研的 10 所院校中，辽宁机电职业技术学院、营口理工学院将女生 800 米跑、男生 1000 米跑列为期末考试必考项目，而且所占比重为 30%～40%，使一些学生没事就要练习中长跑，而有些学生则是一直非常喜欢跑步锻炼。

调研中发现，许多同学感觉跑步枯燥、比较累坚持不了，甚至干脆不喜欢。这是导致学生每年体能测试时耐力项目成绩虽有所提高，但仍不能大幅度提高的原因。态度决定结果，没有坚持经常锻炼的好的态度，就需要通过考试这个指挥棒强行让一些学生动起来，只要慢慢养成了习惯，自然就会慢慢喜欢起来。

如何科学地反映学生的体育成绩，如何更好地调动同学们上体育课的积极性，如何通过体育课或者课外体育活动这个杠杆提高学生的身体素质，掌握一技乃至多技之长，为同学们将来走入社会继续从事体育锻炼打下坚实的基础，是本课题组同仁与辽宁省各高职院校体育教师同仁共同研究的问题。

3.3　针对耐力素质下降产生的原因采取的对策

青少年耐力素质下降是一个整体性的问题。它不是由某一个因素导致的，因此不应由单独某个部门来负责。而且青少年耐力素质下降事关中华民族的未来，不能仅把它看做是学校或体育部门的事，需要国家、社会、学校、家庭的共同关注以及青少年个人的努力，各有关方面协同配合、齐抓共管，才能实现青少年身体素质整体水平的提高。

对影响青少年耐力素质的外部自然环境因素进行分析得知，除初级中学略有上升外，其他学校生均体育场馆面积呈逐年下降趋势。体育器械配备率虽逐年上升，但并不能说明其条件改善。中学体育师资配备情况呈逐年好转的趋势，但师资不足现象仍然存在。高职体育生师比逐年上升，即师资情况逐年恶化。可见，在影响青少年耐力素质的自然环境中，有待改善的方面包括高中和高职体育场馆面积与学生数成比例增加，增加学校的体育器材配备；在继续逐步配齐初中体育师资的基础上，重点补充高职体育师资，使其与高等学校扩招同步。

社会环境因素主要包括应试教育制度及伴随它产生并进一步强化这种制度的措施及文化背景。应试教育排斥和挤占体育资源。国家的独生子女政策和小学入学年龄的规定，使应试教育的弊端进一步彰显。因此，一方面，在应试教育短期内得不到根本改变的情况下，积极推动体育升学考试的改革和完善，被动提高学校体育工作的地位应成为增强青少年身体素质近期的工作重点；另一方面，加快实现从"应试教育"向"素质教育"的转变，使学校体育工作地位真正得以提升则应成为促进青少年包括耐力素质在内的整体素质提高的长远目标。此外，应控制小学生入学年龄，尤其是男孩的入学年龄，在一定程度上提高青少年的耐力素质。

对影响青少年耐力素质自身因素中的遗传和营养因素进行研究得知，遗传对耐力素质的发展提供了可能和前提条件；营养条件的改善也成为影响耐力素质的因素，即营养不良和营养过剩都会导致身体素质的下降。尽管营养主要是家庭的原因，但对于它的干预还应该通过家庭和学校的共同配合，从而使学生的营养水平保持在合理的范围内，以保证其耐力素质达到较高的水平。

针对影响青少年耐力素质自身因素中的生活方式与习惯因素进行研究，即对青少年身体活动水平的调查研究结果显示，随着经济发展和生活方式的改变，青少年在日常生活中身体活动减少，体育锻炼活动量得不到加强和提高，甚至由于学生怕苦怕累而对耐力跑练习出现畏难情绪，不积极练习。按照用进废退的原则，身体活动总量减少导致青少年身体素质下降；长期不积极参加中长跑练习，必然导致耐力素质急剧下降。因此，提高青少年耐力素质应从其身体活动量减少的环节开始着手，增强学生体育课运动的强度；在体育课中增加中长跑练习内容；增加高职学生课外体育活动时间；鼓励中学生在安全允许的情况下采用积极的方式跑步往返学校；鼓励中学生和高职学生在课外体育锻炼的时间积极进行耐力素质练习。

无论是针对影响青少年耐力素质的遗传和营养因素还是环境因素，或者是行为与生活方式因素，要想从根本上对其进行干预和改善，都需要国家、社会、学校、家庭和青少年的共同参与与配合。

3.3.1 政府加强青少年体育工作，完善相关政策法规并保障其执行力度，以提高青少年的耐力素质

(1) 针对国家相关政策的建议。对与青少年耐力素质有关政策的分析表明，国家对青少年耐力素质下降问题的关注程度和重视程度史无前例，而且在世界上也绝无仅有。然而，政策在执行过程中却遇到层层打折的现象。有法不

依、执法不严是导致学生耐力素质下降的一个主要原因。即使是体育加试这一相对刚性的政策，在地方上也被"因地制宜"地进行了相应转化，再从地方政策到学校领导的具体落实，早已变得面目全非。究其原因，主要是主管部门对学校、对校长必须完成相关工作的考核力度不够或督导措施操作难度大，学校觉得这些工作可有可无。因此，首先，要切实加强和落实相关法律、法规，加大监督和处罚力度。建立硬性的监督惩罚问责制度，对执行不到位的各地（市）、县（市）一级的教育局局长和校长实行问责制，促使相关法规在学校得到真正落实；针对青少年体质健康水平尤其是身体素质持续下降的地区实行行政问责。鉴于辽宁省高职学生耐力素质下降幅度大且持续时间长这一现状，应重点对高职院校体育工作加强监督和检查。其次，修订和完善相关法规。《中华人民共和国体育法》、《学校体育工作条例》已经颁布二十多年，理应根据实践需要对其进行修订和完善，对社会各领域和组织在促进青少年体质健康中应承担的职责和义务进行更为明确的规定，使其更加适应社会实践和体育发展的需要。再次，应结合各地各校的具体情况，细化和落实《中华人民共和国体育法》等全国性综合法律。《中华人民共和国体育法》是针对全国总体状况制定的，其条款呼吁性色彩较重，约束力、针对性和具体操作性方面则显得不够。因此，应结合本地区本学校的具体情况，以《体育法》为依据，制定更加符合各地各校的相关配套法规，做到具有针对性和可操作性。最后，继续加强对学校体育工作的管理，推进升学加试体育的制度尤其是高考加试体育制度的建立。一方面，在完成国家要求和体育课时量的基础上，进一步增加体育课的比重，使每个中小学生逐步达到每天一节体育课，落实"每天锻炼一小时"。另一方面，在现有的应试教育短时间内无法改变，而学校体育工作不受重视的情况下，应继续加强中考体育加试工作，并把体育作为高考的必考科目，且与语、数、外等必考科目分值等同，以使学校、教师及家长改变策略，重视学生体育锻炼，以被动提高学生参与体育活动的时间和频率，最终使青少年耐力素质得到提高。在中考、高考体育加试项目设置中，应加强对学生身体素质的测验与评价。具体来讲，应把各地体质测验结果作为中考项目设置的参考，把下降最多的耐力素质作为今后5年内的中考必测项目。与此同时，为了减轻学生负担，升学体育考试还有很多地方有待完善，如丰富考试类型、完善评价标准，让学生通过体育运动发展个性与特长，有更多的时间与精力从事自己真正喜欢的体育活动。

另外，国家制定的政策和措施，有些尽管与体育没有关系，但在实施过程中有可能会影响体育工作的正常开展和体育相关政策的落实，从而影响学生的身体素质，如"撤点并校"和高校扩招。因为学生规模不断下降，学校合并是必须的，是时代发展的趋势，其总体上也是利大于弊的。为了迅速提升中国国民整体文化素质，落实教育振兴计划，高校扩招也是符合时代潮流的。但是，在"撤点并校"和高校扩招过程中也存在着过快、过粗的问题。如果不能很好地审视这些问题，不仅很可能达不到政策的预期目标，而且极有可能导致新的问题的出现。"撤点并校"与农村教育以及农村体育具有很大关系，如果处理不好相关的问题，有可能造成城乡发展矛盾的深化，城市和农村教育的天平将继续倾斜。对于这些问题希望得到相关政府机构和领导的重视，从而真正造福于民，达到政策的最初目标。再如，国家教育部门对小学入学年龄的调整越来越低，在某种程度上也影响着青少年的耐力素质。因此，国家应制定相应政策，控制小学生入学的最低年龄，尤其是男生。并在条件允许的情况下，实行弹性入学年龄政策，使家长可以在一定时间范围内自主选择孩子的入学时间。与此同时，还应对弹性入学制度进行科学、合理的预测，针对可能出现的入学高峰期进行合理预测，从而根据学生规模对教学设施尤其是体育器材设施进行合理配置。最后，针对应试教育的产物——"超级中学"现象，应从招生制度改革入手，也就是从顶层入手，形成一种与自下而上集中化趋势对冲的力量，逐步减轻在层层升学问题上显现出来的社会性焦虑，以引导中国教育健康发展。

（2）增加对学校体育事业及体育基础设施的投资力度。

首先，相关部门对体育基础设施的评估与检查应采用更客观的方法。例如，在对学校体育场馆面积总体情况进行评价时，宜采用能够真实、客观地反映整体水平的人均体育场馆面积。

其次，在大的教育环境发生改变时，如"撤点并校"及大学扩招等，相应的体育配套措施要跟上，按照改变后的学生规模进行学校体育场地设施的配置与建设。"撤点并校"从20世纪80年代就开始了，但与之相对应的体育设施的补充仍然是个空白。大学扩招自1999年开始，但学校在扩大学校规模的同时，对体育设施扩充的力度和速度远远落后于扩招的学校数和学生数。此外，中小学体育师资不断完善，尤其是高级中学的师资水平已经达到国家要求，但初中体育师资仍然缺口较大，大学体育师资水平甚至呈现逐渐降低的趋势。保证师资力量是提高青少年耐力素质的关键。建议国家教育主管部门对学校师资配置政策进一步细化，提出包括体育教师在内的各学科教师的配备要求。与此相应，国家应出台专门政策，通过体育院校定向招生、免费教育和特殊岗位补贴等措施，为农村和西部落后地区培养体育师资，支持和鼓励体育院校毕业生到那里的学校任教。同时，在继续增加初中体育师资的基础上，优先补充大学体育师资。

最后，各级教育行政部门和学校应依法加强对学校体育的投资力度，把体育经费纳入年度教育经费预算予以保证，并做到随着教育经费的增长而同步增长，学校的经费要按比例专项用于学校的体育工作。同时，加大对学校体育基础设施的投资力度，使学校的体育条件与青少年健身需求相适应，使学校的体育设施能够满足学生上课及体育锻炼的基本要求。依据学生规模进行学校体育场地设施建设，并将其作为"十三五"时期各级政府考核和各类学校评估的基本标准和要求。在对学校体育设施进行投资时，应该根据各类学校的具体情况，有重点地补充和完善。本课题组成员在对辽宁省高职院校体育场馆的统计中发现，高职院校体育场馆远远落后于本科院校体育场馆建设。高职院校多是后来升格的中专学校，校园面积小，场馆较少。随着近年的扩招，国家不断加大高职院校的扶持力度，高职院校在校生大幅度增加，造成高职院校在校生人均占有体育场馆面积最低，且下降幅度最大。因此，国家对学校体育设施的投资应当优先补充缺口最大的高职类院校。另外，高中人均占有学校面积增加而人均占有体育场馆面积减少，国家应对此状况进行干预，以促进学校包括体育场馆设施在内的各类教学资源的合理配置。

（3）应充分发挥政府在校外教育发展中的主导职责。为了体现校外教育的公益事业主体特征，国家和主管部门应加大对体育活动场所的投入，完善相关政策法规，使之更加具有针对性和可操作性。

积极发挥税收等经济杠杆的作用，促使经营性活动场所向青少年优惠或免费开放。机关和企事业单位等公共体育设施资源及各类学校体育场馆在课余和节假日向青少年开放。此外，应尽快建立健全在各级党委、政府领导下，教育、体育、卫生部门和共青团组织等共同组成的综合领导体制及联席会议制度，统筹协调解决工作中的重要问题。要将青少年体育和青少年耐力素质列为国家战略的重要内容。

（4）落实与安全相关的问题。在拓展学校体育职责与功能的过程中，为保证学生采用积极方式上下学过程中的安全问题，学校可以以体育教师为主组织"步行校车"活动。这一活动形式需要国家交通管理部门的积极配合，建立安全、卫生，适合学生集体步行或骑自行车上下学的道路环境，以利于"步行校车"等积极的上下学交通方式的尽早引入。澳大利亚的菲利普港市政府与道路管理机构紧密合作，为"步行校车"进行了"绿灯改造工程"，对被认为不能为步行提供安全便捷穿越的 14 个地点进行了改造。这一做法值得我们借鉴。对于某些新建城市或道路需要整修的城市，在道路建设之前应把改善相关道路基础设施以支持学生步行或骑自行车上下学作为规划内容之一。

3.3.2 社会应倡导健康的生活方式，努力营造重视青少年体育的舆论环境

首先，应倡议包括青少年在内的所有人采用健康的社会生活方式。社会经济发展使生产方式和生活方式发生了巨大改变。经济发展表现在生产劳动方面，就是人类不断从劳动密集型向技术密集型转变的过程，即以体力劳动为主到脑力劳动为主再到体力劳动基本消失的过程。在这一过程中，身体活动量逐渐减少。生活方式的变化也非常大，从电动门到电梯再到汽车、火车、飞机，为人类的出行提供不费吹灰之力的交通工具，洗碗机、洗衣机等工具的不断推陈出新代替了原有的家务劳动。人类一直在追求生产效率和体力节省最大化。因此，要想恢复原来的以体力劳动为主的生产方式已经不可能。而生活方式具有一定的可变化性，我们可以选择采用更健康的社会生活方式，如在条件许可的情况下尽量步行或骑自行车外出。因此，注重社会宣传，引导青少年在条件允许的情况下采用积极、健康的交通方式，鼓励青少年尤其是中学生和大学生利用跑步的方式上下学或出外郊游。

其次，加强对耐力教育的宣传，努力营造重视青少年体育的舆论环境。大力宣传和普及科学的教育观、人才观、健康观，加大对群众性学生体育活动的宣传报道，形成鼓励青少年积极参加有氧耐力体育锻炼的社会氛围。依靠社会宣传的力量，引导学校领导、教师、学生及家长思维模式的改变，淡化升学率和分数，使学校体育教学最终走出应试教育的阴影，回归常态教学。同时，应加强舆论导向，使全社会认识到学生身体素质下降的严重性，创建全社会关心学生体质与健康、促进学生积极参加体育锻炼的良好环境。

在加强对耐力教育宣传的同时，增加体育锻炼对智力的积极影响作用的研究和宣传，改变社会对体育的错误认识。中长跑锻炼是影响青少年耐力素质的主要因素，如果能发挥青少年的主观能动性，使青少年自觉参与中长跑运动，则可以建立提高青少年耐力素质的长效机制。中国的应试教育问题日益突出，而且对学校、家庭乃至学生个人影响巨大。因此，改变"锻炼身体就会影响学习"的观念可以作为当前应试教育背景下提高青少年耐力素质的一个突破点。国外针对这一问题也有研究。例如，美国部分学者研究认为，体育锻炼对学习具有促进作用，以此纠正人们普遍认为的体育锻炼影响学习的错误观念，以期提高人们对体育的认识。其中一项研究结果表明：一是减少体育锻炼时间用于学习不能提高学习成绩；二是增加锻炼时间不妨碍学习成绩；三是体育运动与学习成绩的提高有一定关系；四是体育锻炼有助于认知能力的提高。相关研究（2009)还揭示，有氧耐力是体质健康的最重要的一个方面，耐力好的学生比耐力差的学生显示出更高的学术水平。另有澳大利亚的调查结果也显示，体

育锻炼影响学习的错误观点是导致学生体质差的一个重要原因。

再次，安全教育是青少年耐力健康的重要保障途径之一。由前文研究可知，不管是对学生耐力影响最大的学校体育工作，还是对于可以提高青少年实践能力并增加青少年身体活动量的户外夏令营、春游等活动，安全问题都是影响的主要因素。因此，只有进行安全教育才能为诸多活动提供保障。一是运用多种宣传手段普及安全知识；二是培训专业队伍，提高生存能力；三是遵守规章制度，杜绝事故隐患；四是建设安全教育的法律保障体系。尤其是针对学校体育运动中可能发生的意外伤亡事故，应加强教育立法。我国目前还缺少处理学校事故的比较明确的法律法规。在诸如体育运动意外伤害案中，学校、教师应该承担怎样的法律和经济责任，《未成年人保护法》、《义务教育法》、《教育法》等并没有确切具体的规定。社会呼吁制定《校园法》或《校园体育安全条例》，对体育课意外伤亡事故有一个客观公正的界定，以指导和保障学校体育工作依法、有序并有效地开展。在保障安全的基础上，对于既能增加青少年的身体活动量，又能保证学生安全的"步行校车"及"自行车火车"等活动形式，社会应该给予宣传和引导，积极为其招募志愿者，使青少年在早期树立健康、绿色的出行理念。

最后，要充分发挥全国体育系统、全国体总和各单项运动协会及有关社会团体在提高青少年身体素质方面的作用，并将青少年体育和青少年身体素质列为各单项运动协会及有关社会团体工作计划的一部分。

3.3.3　发挥学校提高青少年身体素质的主渠道作用

青少年的大部分时间在学校度过，国家相关政策的制定基本上也是通过学校这个中介作用于学生的。因此，学校的干预对学生身体素质的提高意义重大。在对青少年耐力素质进行干预的过程中，应把加强青少年耐力素质作为全面推进素质教育的切入点，进一步深化教育制度和中小学教育模式的改革，切实把体育教育、体育活动作为教育教学的重要内容进行科学合理的安排，充分发挥体育在推进素质教育方面的重要作用、在构建和谐校园方面的特殊功能、在建设优秀校园文化方面的特殊作用，使我国青少年体育工作得以全面、和谐发展。

（1）要切实增强学校领导、教师及学生对体育价值意义的认识。要树立正确的体育价值观念，充分认识提高青少年身体素质的重要性、必要性和紧迫性。

"健康第一"是指导我国教育事业发展的基本准则。要在各类学校、家长和学生中有计划、有组织、系统地开展社会教育活动，从观念与行为两个方面消除或减轻影响学生体质健康的危险因素，使学校、家长和学生自觉地接受"健康第一"的教育思想。只有这样才能真正动员更多的青少年自觉、有恒、有趣地参与到"阳光体育运动"中，真正实现"要我锻炼"向"我要锻炼"的转变，并最终促成广大青少年树立"终身体育"的信念。与此同时，针对学校体育工作，应提高学校体育课的活动强度，把耐力素质练习内容作为常态安排到每次课外体育活动中，加强课外体育活动的组织，争取每个月组织一次全校性的全体学生都参加的中长跑比赛。对于每次获得优胜的学生、班级、学校、市县区教育局三家汇总，申请给这些学生中考酌情加分或者高考录取时择优录取。本课题组成员在调查中发现，被调查的不少学校体育课强度过低。针对此类问题，建议初高中学校体育课调整教学内容，加大学生的练习强度，提高练习难度，加大耐力等身体素质练习内容，避免应试体育课。在每学期的体育课中还要抽出一定学时安排体育保健、运动常识、科学地锻炼身体等体育理论知识，以理论指导实践，改变体育课松松散散、"放羊式"教学等不负责任的状况。各学校教学主管部门应齐抓共管，切实提高体育课的教学质量。体育运动本身是一种身体活动，活动形式激烈，对抗性强，难免会出现磕磕碰碰。学生家长维权意识强，一旦出问题，可能会要求学校赔偿。赔偿费用的支出使原本教育经费紧缺的学校更是捉襟见肘，校方名誉甚至还会因此受损。发生过此类事情的学校多把具有危险性或有可能发生碰撞的体育项目进行了限制，即只要学生高兴就行，运动不运动没关系，结果导致体育课强度过低。顾拜旦在把体育推进学校的改革中也遇到过很大的阻力。学生家长反对，怕不安全，怕孩子感染肺结核和养成不良习俗；医生和职业教育家也强烈反对。顾拜旦并没有灰心，他一方面发表了一批研究著作，另一方面争取法国政府教育部部长的支持，同时还应比利时国王要求在欧洲建立美国和加拿大模式的"现代学校"。几经周折，他才终于使体育教育在欧洲被认可而得以发展。然而，在顾拜旦把体育推进学校一百多年以后的今天，安全问题重提，并居然产生这么严重的消极影响，使体育课逐渐变异为保健课。如果不采取措施制止学校体育课的异化，体育则有可能会再次被逐出校门。对于这一问题，学校首先要树立"安全第一"的理念，树立积极的防范意识，建立全程全方位的法纪、安全教育网络，包括对体育教师的教育、对学生的教育和对家长及社会的教育。在加强对学校体育设施进行安全管理的前提下，教会学生在体育运动时如何避免发生意外伤害，并教给学生体育活动中容易发生的突发事件的紧急处理方法，把可能的伤害事故降到最低。从教育改革的角度来看，加强安全教育已经成为必然的要求和趋势。在安全教育师资培养方面，以现有的体育教师为安全教育的实施主体，安全教育内容包括体育运动安全、交通安全、野外环境生存安全等各个方面。其次，体育教师通过学校体育"健康第一"教育理念促进"安全第一"的贯彻落实,如针对公众普遍认为的运动容易导致身体受伤的错误观点。事实上,正因为缺乏运动才容易受伤。因此,学生即使在学校时采用保健课的方式"躲"过了身体活动,由于身体素质差,将来走出校门进行其他身体活动时也更容易受伤。有些学校把"安全第一"和"健康第一"对立起来,认为宁可舍弃健康也要保证"安全第一"。例如,一旦发生学生溺水,学校和家长不是加强学生游泳技能的培养,而是严禁全校学生下水。这种因噎废食的做法无助于青少年掌握生存技能,更不利于提高其身体素质。学校领导完全可以成为良性循环的推手,重视学校体育工作,通过学校体育促进学生"健康"。而越来越"健康"的学生更容易避免"安全"事故,越来越安全的校园呼唤重视体育工作。最后,要设立专项基金或落实有关保险,为学生意外事故的赔偿提供保障。

另一个问题是一些体育教师的专业素养不高,责任心不强。对于目前影响体育课强度的安全问题,个别责任心不强的教师不从教材教法上研究如何保障学生安全,而是顺水推舟,采用保健课或游戏课方式教学;有些教师专业知识不扎实,对提高学生身体素质的教学方法理解不深入,不得不采用"放羊式"教学。因此,学校应根据教育方针、政策、法规和学校培养目标、要求,运用教育评价的理论、方法和技术,对教师的素质、工作过程以及工作绩效进行全面、客观、公正的考核。针对责任心不强的教师,应督促其限期改进教学方式方法;对专业素养不高的教师,学校应组织相关的培训和辅导,使其尽快掌握相关教学知识和技能。同时,学校要建立健全诚勉制度,对于不负责任的教师,先诚勉谈话,如果仍不思悔改可考虑调离体育教师工作岗位。

此外,要动员社会各界力量,以体育院校为核心,积极研发适合各类青少年参加体育锻炼的方法和手段,彻底改变当前体育课教学手段单一、可供学生选择的锻炼项目严重不足、教学手段"重形式,轻效果"的状况,转变学生上体育课的目的,促进"达标"向"达标争优、强健体魄"转化,使我国青少年体育工作得以全面、和谐发展。同时,初高中各学校要加强学校课外体育活动的组织和完善,确保学生每天锻炼一小时,并对活动量减少的高中学生的课外体育活动工作进行进一步加强和落实。对于高职类院校,各院校在体育部督促、指导之外,各体育俱乐部或社团、体育协会应积极组织开展丰富多彩的体育比赛。

由于种种原因,适合青少年生长发育特点和心理特点的锻炼项目与方法的开发严重不足,导致体育课教学手段单一,严重阻碍了课外体育活动的开展,制约了"阳光体育运动"的发展。所以,应继续依托学校体育的改革,围绕学校体育课、大课间活动与课外活动等,创新研究新型的更加有效的教学组织模式以及课外体育活动模式，采用科技手段进一步提升学校体育的科技含量，引导广大青少年在改变不良生活方式的基础上，有针对性地加入到安全、有效的科学健身行列中。

（2）拓展学校体育的职责与功能。应拓展视野，将学校体育的着眼点从体育教学和课外活动延伸到学校的课外、校外、家庭、社区等更广阔的身体活动领域。传统意义上的学校体育不承担学生课余及节假日教育的义务，但家庭、社区等校外体育的滞后发展却形成了衔接上的缺位和盲点。因此，充分发挥学校在学生正常教学以外的作用应是当前体育发展的理性选择。具体来讲，就是利用学校体育场地设施及师资等方面的资源，将学校体育与社区体育和家庭体育相结合，开展形式多样的体育表演、竞赛及锻炼等，为学生节假日体育健身创造条件。步行或骑自行车具有增加学生身体活动量、缓解交通压力和环保等多方面益处。然而，这一多赢的活动形式在现实中却在逐渐减少。随着交通流量的增加，安全问题阻碍了多种体育活动形式的开展，尤其是小学生。国外发展得如火如荼的"步行校车"和"自行车火车"等形式的集体上下学的交通方式为我们提供了解决安全问题的良好借鉴。同时，在国内自发形成的"步行团队"说明了这一活动形式在中国开展的必要性和可行性。为此，应尽早把国外的"步行校车"引入中国的中小学校，使学生乃至整个社会环境从中受益。"步行校车"可以增加学生日常身体的活动量，是课外体育活动的有效补充和延伸，其组织和管理可以选用体育教师以及部分家长做志愿者。

（3）控制青少年超重和肥胖率。青少年身体素质下降与其超重和肥胖率的不断增长具有很大关系。因此，学校应对这一趋势制定有针对性的对策。一是体育课程内容优化，增加体育课中学生身体的活动量；把最新的科技成果运用于课堂，以便增加课堂趣味性和便于学生自我反馈；体育理论课程中应增加积极的生活方式尤其是健康的饮食习惯的指导，帮助青少年形成积极健康的生活方式。二是对超重和肥胖高发年龄段，即 13～15 岁进行特别干预，建议每周增加到 4 课时体育课，并加强对这一时期体育课程及课外体育活动的监控。三是对超重及肥胖学生进行特别干预，除正常体育课以外，为超重及肥胖学生安排特殊的身体活动或生活方式训练的内容以及指导。

在对体育教师和家长的访谈中发现，体育运动的时间保证不了，体育场地、师资不足是影响青少年耐力素质的主要因素。对限制学生课外自觉体育锻炼的因素分析中可以看出，因学习紧张而没有时间是最主要因素。学习紧张没有时间是因为"应试教育"，学生没有时间锻炼也不敢锻炼，学校、家长、教师因此均不重视学生的体育锻炼；场地和师资缺乏是因为"应赛体育"，即国家实行优先发展竞技体育战略，挤占了学校的体育资源，使学生缺乏锻炼的地方和体育教师的指导。

我国体育事业的竞技优先原则是 20 世纪七八十年代竞技体育在世界范围内空前发展的历史条件下，根据我国社会主义初级阶段的生产力发展水平和大众社会心理的需要，按照体育事业发展的内部规律所作出的战略决策。随着中国经济的不断发展，生产力水平不断提高，竞技体育与群众体育及学校体育协调发展成为新时期体育工作的重点。2008 年北京奥运会，中国代表团取得了历史性的突破。至此，优先发展竞技体育的战略基本上完成了任务。随着北京奥运会以后国家政策的转向，政府将把更多的体育资源用于全民健身，使群众体育尽快与竞技体育协调发展。考虑到现在青少年体质下降的严峻形势，政府应该首先加强青少年体育资源的补充和完善，使竞技体育与学校体育均衡发展、相互促进，推进体育强国目标的实现。

而应试教育的问题涉及方方面面。根深蒂固的应试观念已经在中国存在几千年了，想要根本改变绝非短时间可以做到。正如青少年体质下降不是体育系统一家的问题一样，改变应试教育体制也是一个综合性的社会问题，教育部门自己根本解决不了。由于教育不能在短期内带来直接效益，所以一直处于弱势地位。缺少强势政治支撑，不可能有大动作。在所有的政府部门中，教育部门是最无力的部门，无法与强势部门争夺财政预算，其结果是国家对教育的投入多年来严重不足。2010 年 5 月，《国家中长期教育改革和发展规划纲要》正式颁布，明确提出要逐步提高国家财政性教育经费支出，到 2012 年占 GDP 达到 4％的比例。而 4％的目标只相当于发展中国家在 20 世纪 80 年代的平均水平。少了政府财政支撑的教育为求生存发展，只好将各种费用都转嫁到学生家长头上。所以，教育部一直以来都只是在理论上、口头上提出减负的观念，而没有具体有效的办法。基本问题没解决，基层教育行政部门也只能做一些隔靴搔痒的事情，表示自己贯彻了教育部的大政方针，减负只停留在概念上。与此同时，广大家长视学生学习成绩为家庭的头等大事，推波助澜，使应试教育更上一层楼，使学生学习负担更重，锻炼的时间更少。中国青年报社会调查中心通过民意中国网、腾讯教育的一项调查显示，67.9％的人认为我国青少年体能连续 10 年下降是由于应试教育体制。在应试教育体制暂时不能改变的情况下，适当减轻学生负担不得已成为权宜之计。当然，减负也不是教育部一个部门的问题，而要联合政府各级各类部门综合设计。

应试教育对学生的各个学习阶段都形成了巨大的压力。进入重点小学才有希望进入重点中学，进入重点中学考取重点大学的几率就大一点，而各个年龄阶段的重点学校作为稀缺资源也就成为所有学生和家长竞争的目标。"考试指挥棒"在各个年龄阶段都发挥着重要的作用，离高考越近，作用越明显。近年来，应试教育所产生的副作用也使其成为众矢之的：摧残个性；把人变成"考试机器"；"分数至上"使学校片面追求高升学率；"发考试财"成暴利产业；学生压力太大，甚至因为分数自杀……应试教育成为一个筐，什么垃圾都能装。但应试教育又似乎成为一架高速转动的机器，旁观者都对它深恶痛绝，但却没有办法使它停下来。因为这架机器已经转了很多年，它所形成的惯性并不是某个人的力量就可以阻止的。改革总是要付出代价的。问题是对于这架机器，从哪个点把它停下来抑或让它慢下来，才能使原来与之相配套的各项政策及措施最大限度地与之适应，相关利益者特别是青少年才不至于因此付出太多代价？

诚然，应试教育是教育系统一家解决不了的问题，更不是体育一个系统就可以左右的。其根基之强大，绝非一朝一夕即可撼动。但是，如果各家都推卸责任的话，中国的教育事业永无发展之日。作为素质教育的一部分，体育领域应尽自己力所能及之力，为改善这一状况出谋划策。正在实施的中考体育加试和国家在将来有可能推行的高考体育测试对体育工作者来说就是一次机遇。尽管存在很多弊端，尽管难逃应试体育的框框，但"应试"就比"不试"强，体育考试还是利大于弊。作为阶段性举措的权益之计，在素质教育的实施取得一定的效果之后，当全社会均能做到不再只盯着"考"，而是更重视孩子的全面发展的时候，体育考试自然会被取消或取代。

教育部体卫艺司司长杨贵仁表示，为了进一步巩固成果，教育部将把中小学每天一小时校园体育活动作为学校年度考核的重要指标，对不能落实和保证每天一小时校园体育活动的，将在各种评先评优活动中实行"一票否决"。促进学生健康发展、提高学生的生命质量本应是学校教育的工作重点，成为学校教育工作的常规和文化，如今却要通过对学校进行年度考核和对学生进行考试（中考体育加试）的方式来加以强化，从深层次上反映出全面贯彻党的教育方针实施素质教育的艰难，以及教育行政的缺位、错位和教育管理的无奈。可见，在当前形势下，即应试教育模式和观点占社会主流，而这一主流在短时间内无法彻底改变的情况下，只能用应试体育的手段达到素质教育的目的。

3.3.4　家长应培养青少年体育锻炼的习惯，形成健康的生活方式

首先，家长应建立正确的教育观。近年来，在教育领域对家长误导最严重的一句话是"不要让孩子输在起跑线上"。一些家长由于担心自己的孩子输在起跑线上，通过各种培训班给孩子灌输与其年龄不相符的知识，使原本深受应试教育毒害的青少年更是雪上加霜。正如著名教育学者杨东平所说："很多儿童没有输在起跑线上，而是累死在起跑线上。"倘若将人生形容为一场竞赛，"起跑线"的比喻是恰当的。但是，"输在起跑线"上只适合短程竞赛，如

百米赛跑。显然，孩子的人生不是短程，而是一场马拉松，不存在输在起跑线上的担忧。与此相反，马拉松比赛赢在起跑线上的运动员往往由于没有保存体力，终没有笑到最后。因此，童话大王郑渊洁说："请让孩子输在起跑线上。输在起跑线上，能赢得人生。赢在起跑线上，能输掉人生。欲将取之必先与之是大智慧。"中国未来一代最终要走向世界，与其他国家的青少年在各个领域相互竞争。学习的过程就是前期的起跑过程，如果这一过程中过度消耗体力，恐怕会后劲不足，最终无法与别人抗衡。因此，家长首先要树立全面的教育观和人才观，重视学生德智体全面发展，培养真正具有国际竞争力的新生代。家长在重视青少年全面发展的过程中，还要注重对其长远发展的规划。通过调查得知，我国家长为了给孩子积攒所谓的"竞争优势"，争先让孩子早点上学，有的甚至提前剖腹产好让孩子早一年上学。在这方面，美国家长的想法正好相反，他们大部分希望孩子晚一年上学，这样孩子虽然会比班上的同学大一岁，但却会比班上的其他同学更强壮、更聪明，心智也更为成熟。由于孩子在学校各方面的表现都是相对的，因此该孩子有可能获得更好的分数，在运动队成功的几率也更大，进而更有希望占据学校各类组织的领导位置。简而言之，他将踏上一条通往精英大学的通途。同样是望子成龙，中国家长和美国家长的做法却截然相反。这固然有两国教育制度和人才培养模式差别的原因，但不可否认的是，中国家长在面对学生长远利益与眼前利益之间的割舍问题时处理得不够恰当。中国著名的儿童文学作家程玮认为："爱孩子的最高境界，是一到孩子成人，就把那爱深深地藏起来。"可见，让孩子推迟上学尤其是男生，注重学生的未来发展，不仅可以提高青少年的身体素质，还有利于青少年的全面和长期发展。

目前，因为中考体育加试的力度越来越大，学生家长已经从"不要让孩子输在起跑线上"转变为"不要让孩子输在体育上"。尽管这种转变在某种程度上是一种进步，但家长往往只注重结果，不在乎过程。他们不积极引导孩子锻炼身体，而是专注于考试技巧甚至帮助孩子作弊。家长应该改变这种只关注考试而不关注学生身体的短视观念，最终转变为"不要让孩子输在身体素质上"。

其次，家长应当养成体育锻炼的习惯，为青少年树立良好的榜样，并在条件允许的情况下，在周末或节假日陪同孩子一起参与体育锻炼。为了使青少年锻炼的效果更好，家长可以培养孩子一两项运动爱好，与孩子共同运动，也可以帮助孩子结交喜欢运动的伙伴，增加家庭小环境的运动氛围。家庭氛围对青少年运动兴趣的培养和运动习惯的养成至关重要。运动场地可以因地制宜，时间也可以化整为零，关键还在于家长观念上的转变。

最后，家长应该配合学校，使学生建立健康、合理的饮食卫生和其他生活习惯，尽可能为学生创造条件，如让学生参与春游、运动夏令营等户外身体活动，鼓励学生采用步行、跑步或骑自行车的方式往返学校或外出，使其每天的身体活动量达到一定的水平。在学生往返学校的过程中，家长应积极参与"步行校车"等有利于提高学生身体活动量的方式的志愿服务工作。而对于学校组织的户外身体活动，为尽可能保证学生安全，可以组织家长委员会参与到活动中。随着学生心智日渐成熟，家长也可以放开手脚，让学生独立参与此类活动。

3.3.5 青少年要树立"体育生活化"理念

中国学生是应试教育的直接受害者，为了升学，不敢从事体育锻炼活动，害怕因此影响学习而导致学习成绩落在后面。但是，未来一代总要走向世界，与国际接轨。当与国外青少年进行竞争时，如果身体垮了，那么比赛还没有正式开始就可能会被淘汰。因此，青少年应树立远大的理想和长远的目标，不能仅仅盯着现行的应试制度，还应该重视自己的全面发展尤其是身体素质的提高，"磨刀不误砍柴工"，为未来积蓄竞争的优势。而且中国的应试教育制度也正逐步向素质教育制度转变，终有一天将被素质教育所取代。

行政力量、社会、学校和家庭对学生的影响毕竟是外在推动力，要改善青少年的耐力素质，关键还在于青少年本身。由于我国经济条件的改善，闲暇时间的增加，政府推出了全民健身计划，并积极加以引导，因此已经初步具备了形成体育生活方式的基本条件。青少年绝大部分集中在学校，体育生活方式形成的条件更加充足，体育锻炼设施相对较多，还有体育教师的专业指导。因此，青少年应当尽早树立"体育生活化"观念，树立每时每刻都可以运动的观念，而不能以没有时间为借口放弃运动。体育锻炼应当贯穿于生活的各个层面，而不限于必须有完整的时间和标准的场地。

除此以外，青少年应该参加其他活动以增加日常身体活动量，如选择积极的交通方式外出或往返学校，经常参加春游、夏令营等户外身体活动，在增加自己身体活动量的同时，也可以增强社会实践能力。

第六节 研究结论与建议

一、结论

通过对 1985～2010 年学生身体素质的变化趋势、国家通报的 2015 年国民素质检测数据的分析，以辽宁建筑职业学院为例，从 2008～2013 年 6 年学生耐力素质的变化情况推论青少年身体素质下降的具体情况。首先，从 1985 年至今，学生部分身体素质指标出现绝对下降；其次，近几年大部分政策都针对中学生，使得中学生相比大学生，其身体素质下降趋势得到暂时遏制；最后，耐力和速度素质下降最明显，需要给予特别干预，以使其尽快得到提高，尤其是耐力素质。

从影响青少年耐力素质的遗传和后天营养两个因素来看。人体遗传性状是身心发展的前提条件，为身体素质的形成和发展提供了可能性。旧中国通过优胜劣汰而筛选出优良基因。新中国成立后，科学技术的发展和生活条件的改善虽然提高了婴儿的存活率并促进了身体的正常发育，但原有的优良基因优势越来越不明显，导致身体素质下降。营养状况是影响身体素质的另一个重要因素，营养不良或过剩都会导致身体素质降低。鉴于中国青少年超重和肥胖率持续上升的现状，可以推断，造成目前青少年耐力素质下降的其中一个原因是超重和肥胖率的持续增长。

影响青少年耐力素质的环境因素包括自然环境和社会环境。自然环境包括体育场馆面积和体育师资的现状及变化趋势。除初级中学略有上升外，高中和大学体育场馆面积呈下降趋势。体育器械配备率虽逐年上升，但并不能说明其条件改善。学校体育师资：从数量上看，我国学校整体体育师资有待提高，高校体育教师相对数量不断减少；从质量上看，无论是中学体育教师的学历水平还是高校体育教师的职称水平都在不断完善。社会环境因素主要包括应试教育制度及伴随它产生并进一步强化这种制度的措施和文化背景，如独生子女政策、入学年龄限制等。

以青少年为主体视角研究其日常行为与生活方式，通过调查分析青少年的各项身体活动内容，了解其总的身体活动量的变化。青少年耐力素质下降的直接原因是学生身体活动量下降。导致青少年日常身体活动量下降的因素包括以下几个方面：体育课运动强度；大学生课外体育活动时间；采用积极的方式往返学校的中学生比例；高中生参与课外体育锻炼比例等。

尽管学生课外自觉体育锻炼的时间在近几年没有下降，但其总体水平并不高。对中学生来说，学习紧张、缺少时间被认为是影响其自觉参与课外体育锻炼的最主要的因素。而对高职学生来说，惰性和不感兴趣是影响其体育参与的最主要因素。普遍认为的体育设施和条件不足（场地缺乏或场地太远）是影响学生体育活动难以保证的主要原因之一，与学生的看法不一致。学生参与课外体育锻炼的促进因素主要集中在获得乐趣、提高运动能力和促进健康，大学阶段部分学生认为参与课外体育锻炼的促进因素是改善体形、获得乐趣和促进健康，选择应付考试达标的比例总体上不太高。这一比例在大学阶段比例较低，初中阶段认为该因素是促进其课外体育锻炼的主要因素的学生比例最高。可见，学生更注重的是体育运动过程中的情绪体验、成功体验以及对健康的追求。

二、建议

第一，辽宁省高职学生耐力素质的提高需要各方面协同配合。

第二，政府：应完善相关政策并保障其执行力度；增加对学校体育事业的投资力度；充分发挥政府在校外教育发展中的主导职责；继续推进升学加试尤其是高考加试体育制度的完善与实施。

第三，社会：倡导健康的社会生活方式；加强素质教育宣传，努力营造重视高职学生体育的舆论环境；加强体育锻炼对智力的积极影响作用的研究和宣传；加强安全教育。

第四，学校：进一步加强对高职院校体育场馆、体育设施的投入力度；进一步加强和改善学校体育工作，探索新的教学模式，改革教学方法，加强课上与课外耐力素质的力度；改革和完善高职院校体育课的考核制度，把身体素质、体育理论纳入到期末体育考核范围，不能只是单纯地进行体育技能的教育；进一步加强和完善课外体育俱乐部或体育协会、体育社团的职能，通过课外体育俱乐部等学团组织进一步丰富高职学生的课余文化生活；进一步拓展学校体育的职责与功能。

第五，家庭：树立正确的人才观，重视学生德、智、体、美、劳全面发展；家长应养成体育锻炼的习惯，为孩子树立好的榜样；寒暑假学生在家期间与学生一起锻炼；家长应配合学校，使学生建立健康的生活方式，增加身体活动量。

第六，高职学生：树立远大理想和长远目标，重视全面发展尤其是身体素质的提高，为未来积蓄竞争优势；树立"体育生活化"的观念；应参与其他活动以增加日常身体活动量。

第二章　促进学生心肺功能发展研究

导读：教育部、国家体育总局 2002 年联合下发的《学生体质健康标准》至今已经执行了十多年。从 2005 年、2010 年、2015 年三次国家体质普查结果来看，我国学生虽然在身高、体重、胸围等身体形态发育水平上得到提高，"豆芽菜"体形继续得到改善，学生的营养状况明显改善，且几种常见疾病的患病率下降，但与 1985 年、1995 年相比，学生的身体素质仍然呈全面下降趋势，特别是反映肌力、耐力和柔韧性的素质指标下降幅度较大，反映肺功能的肺活量指标以及心肺指数 BMI 指标继续呈下降趋势。高职院校作为我国普通高等教育的重要一环，肩负着培养高技能人才的重任。课题组通过调研走访辽宁省多家高职院校，了解实际情况，在此基础上制订出相应的实验方案，提出体育课课上进行"2＋1＋X"的教学模式，每次课上学生都要进行 30 分钟的耐力素质等身体素质训练，10 分钟的体育理论知识讲座，50 分钟的运动技术教学。课后安排一定的耐力素质训练内容，建立课内课外有机结合的教学练习体系。课题组在辽宁建筑职业学院 2015 级、2016 级的排球选项课教学中进行教学实验，获得了较为理想的实验结果。

第一节　引　言

青少年学生是祖国的未来，拥有健康的体魄是青少年为祖国作出贡献的基本前提。但是，目前我国青少年的体质健康状况不容乐观。截至 2013 年，我国先后于 1979 年、1985 年、1991 年、1995 年、2000 年、2005 年、2010 年对学生的体质与健康状况进行了 7 次测试与调研，教育部也分别于 2002 年、2004 年进行了学生体质健康监测，从而积累了较为系统的体质调研资料，为把握我国青少年的体质状况、特点、规律，制定和完善我国儿童和青少年生长发育、机能、身体素质的评价标准，改进和加强学校体育卫生工作提供了科学的依据。2005 年的调查结果显示，我国青少年学生的体质健康状况虽然在身高、体重、胸围等身体形态发育水平上得到提高，"豆芽菜"体形继续得到改善，学生的营养状况明显改善，且几种常见疾病的患病率下降，但与 1985 年、1995 年相比，学生的身体素质仍然呈全面下降趋势，特别是反映肌力、耐力和柔韧性的素质指标下降幅度较大，反映肺功能的肺活量指标继续呈下降趋势。尤其值得重视的是，肥胖学生大幅度增加，学生的近视率居高不下。这表明，目前我们并没有找到学生体质健康水平下降的真正原因和解决办法。因此，做更加深入的耐力素质研究势在必行。大学生体质健康监测是学校体育工作的重要环节，也是学校教育评价体系的重要组成部分，是促进学生体质健康发展、激励学生积极进行身体锻炼的重要手段，是学生体质健康的个体评价标准。为了提高学生体质健康水平，教育部、国家体育总局于 2007 年发布了《国家学生体质健康标准》（以下简称《标准》），对《学生体质健康标准》进行了修改与完善。

新《标准》的实施是否能起到应有的作用，学生的体质健康状况是否能得到有效提高，尤其是耐力素质是否能得到有效提高，各种耐力素质练习教学内容进入每次教学课中是否能被很好地推广、应用等，不仅是教育主管部门关心的问题，而且是基层教育工作者的责任所在。本课题正是在这种形势下被准予立项和组织实施的。

第二节　研究目标

辽宁省建筑类高职院校新生参加晨练和下午参加课余体育锻炼的积极性不高。在所调研的学生中，经常参加晨练的只占 31.4%，晨练超过一个小时的只占 23.3%；下午经常参加体育锻炼的占 70.61%，而锻炼时间超过一个小时以上的却只占 38.98%。

通过对辽宁城市建设职业技术学院和辽宁建筑职业学院 2010～2014 年 5 年新生入校的体质测试成绩进行分析可知，5 年中，学生的体质测试成绩，个别项目多有波动和起伏，但影响学生心肺功能的两大指标测试项目——肺活量和耐力素质（男 1000 米跑、女 800 米跑）成绩呈逐年下降趋势，学生的体重呈上升趋势，肺活量指数即肺活量（ml）/体重（KG）呈现明显下降趋势。

对两校体育课课上身体素质练习内容安排、课外体育比赛、课余体育锻炼或比赛体育教师参与指导情况，以及体育课的成绩评比等指标进行访谈和调研，从中发现两校均存在较大差异。针对两校体育教学、课余体育竞赛等忽视体育教育的现象，应改变现有体育课教学模式，增加体育理论知识的开设，增加学生身体素质练习的课时，分派体育老师下到各体育俱乐部或体育协会指导学生体育技能的掌握。

针对高职院校传统运动技能教学模式，如启发式、领会式、选择制式、小群体、成功体育、快乐体育式、体育锻炼、发展学生主动性、情景式教学模式等的研究居多，而针对提高学生身体素质、体育理论水平提升以及除正常选项之外的健走、慢跑、瑜伽、太极拳、游泳等适合于长久锻炼的运动项目的指导学习欠缺。本研究在充分了解省内各高职院校体育教学模式的基础上，结合我院"2＋1＋X"教学模式的经验，希望在省内各高职院校大力推广成功经验，以切实提高各学校学生的身体素质、体育理论水平，为学生终身从事体育锻炼打下坚实的基础。

第三节　高职学生心肺功能研究现状

一、国外研究现状

身体健康素质的概念及评价指标已被世界大多数国家的有关专家所认同，并被逐步应用于学生和国民体质健康的评价中。

20世纪50年代，美国学校体育教育的评价涉及跑、跳、投。1950年，美国健康、体育、娱乐协会（American Alliance for Health, Physical Education, Recreation，即AAHPER）制定的学校体育评价指标包括俯卧撑、折返跑、立定跳远、投掷和50米跑。1965年，在体育教育领域首次提出身体健康素质的概念后，美国学者开始对身体运动素质（Performance Related Physical Fitness）与身体健康素质（Health Related Physical Fitness）的区别进行研究。随着对影响健康要素认识的不断变化，美国学校体育的着眼点开始从发展身体运动素质向发展身体健康素质转化。同时，体质健康评价的内容也随之发生重大的变化。经过数年的理论和实验研究，1980年后，美国学校体育的身体素质测验方法和指标均采用美国健康、体育、娱乐和舞蹈协会（American Alliance for Health, Physical Education, Recreation and Dance，即AAHPERD）开发的身体健康素质测验（The Health Related Physical Fitness Test）指标，从而完成了由身体运动素质向身体健康素质测试的过渡。1987年，美国有氧运动研究所建立了计算机程序化的健身测试计划，其测试指标包括1英里跑/走、皮下脂肪厚度、BMI（身体质量指数）、坐位体前屈和引体向上等。经过数年的理论和实验研究，目前美国学校体育的身体素质测验方法和指标大多采用或借鉴了这一方法。

美国体质评价内容包括心肺功能、肌肉力量与耐力、身体柔韧性、身体组成四个方面，其体质评价内容随着人们对体质内涵的理解的深入而经历了由掌握运动的基本必备素质，逐渐扩大到身体健康所必需的机体适应能力的变化过程。在评分方法上采用常模标准和效标参考标准，能快速判断被测个体某一指标的水平是否适宜，而且能判断个体与他人的差距如何，并决定是否参加锻炼等。这种评价方法有众多可借鉴之处。

日本和中国对体质的理解大致相同，均包括形态结构、生理功能、心理因素、身体素质、运动能力等几方面，仅在形式和提法上有所不同。日本认为，体质是身体因素和精神因素的综合。身体因素指身体的体格、体型、体能和对外界环境刺激的反应能力和适应能力；而精神因素指某些心理因素，如意志、气质、智力、判断等。日本具有明确的科研方向，具有严密的科研计划、多渠道的课题来源以及专门的学术机构，并通过这些机构与社会紧密联系，进行多学科的交叉研究和广泛的学术交流，以推动学科不断发展。

国外有关大学生体质状况的研究开展较早，目前研究体系已很成熟。随着日、美等发达国家体质研究体系的发展，体质研究的范围从身体形态逐步扩展为包括身体形态、身体机能、身体素质、运动能力等，体系日趋成熟。评价方法逐步合理，主要有常模标准、效标参考标准。近年来，综合评价方法在学生体质的评价中得到一定应用。本研究将学生体质测量工作的发展与变革进行比较，从中探寻学生体质测量工作发展和变革的特点及规律，以期发现学生体质测量工作的发展变化趋势及今后可能出现的新问题，旨在为今后更有效地推进学生体质测试工作、增强国民体质提供参考。

二、国内研究现状

有关辽宁省大学生体质健康现状的调查资料显示，大学生除力量指标以外，其他素质如耐力、速度、柔韧、心肺功能等指标均呈下降趋势，尤其耐力素质的大幅下降直接造成心肺功能的大幅下降。笔者在中国知网等官方网站上查询有关心肺功能的论文，绝大多数体育工作者或者体育学者针对本科院校大学生的身体素质以及心肺功能的研究较多，占论文总量的80％左右，而针对高职学生身体素质以及高职学生心肺功能现状的相关文章较少，说明相关问题还没有引起有关方面的足够重视。国内部分体育工作者针对高职学生心肺功能的研究如下：

王晋、唐程在《高职院校学生体质健康状况与影响因素的研究》中提出，通过3年连续检测，得到结论：除身高、体重指标随着年龄的增长而增长之外，学生的心率、肺活量、握力、立定跳远、50米跑等指标均下降明显。从高职生 3 年来身体素质不断下降的情况来看，他们严重缺乏身体素质的锻炼，特别是下肢的锻炼尤为不足。这与当前高校体育课程的设置不足具有很大的关系。另外，学生的自我锻炼意识不够。建议：一是创设体育锻炼的氛围；二是改变高职院校的体育教学模式，选择合理的教学内容，不仅要培养学生对体育的兴趣，更重要的是让学生树立体育方面的特长爱好，形成多样的锻炼方式。在体育课中加强对学生体育技能方面的训练，让他们掌握各种体育项目的活动方法。三是在加强体育课教学的同时多组织一些课外体育活动，为此可以做以下几个方面的工作：一是成立体育代表队，发展少数体育生的特长训练；二是关注体质弱的学生的身体情况，特别是特殊学生的教学；三是定期开展体育节、运动比赛等活动。

体育工作者上述针对学生耐力素质下降因素进行的研究和剖析，选择的研究对象要么以某一学校为例，要么研究的时间段较短，尚不能客观反映高职院校学生心肺功能水平的实际。本研究认为，造成学生心肺功能水平下降的原因包括各级教育行政部门重视不够；学生自身怕苦怕累；家庭、社会、学校对学生的体质状况重视不够；教学本身的原因，教学手段单一；中学时期（初中、高中），学校过分追求升学率，增加学生的学习负担，体育意识淡化，学生的体育活动时间得不到保证。在此之外，还有其他方面的原因。一是中考成绩所占比重非常少；高考体育成绩只作为参考成绩，基本上形同虚设。二是各教育行政部门对初中、高中监管不力，没有实行问责制。三是各中学领导没有严格执行国家体育工作条例。四是省内各高职院校多数取消了早操、课间操和课外体育活动。为此，提出如下解决办法：一是加强各级教育行政主管部门的监管力度，对初中、高中学校领导实行问责制，严格执行国家体育工作条例。二是在体育课、课外体育活动中增加身体素质练习的内容。三是恢复早操、课间操和课外体育活动制度，保证学生每天有一个小时以上的锻炼时间，学校体育部门、学生处、各系、学生会体育部协调配合，认真负责，统筹管理，科学安排。四是将身体素质的测试成绩作为学期体育成绩的重要指标，实行一票否决制，尤其是 800 米跑、1000 米跑成绩不及格，体育成绩即为不及格。五是体育课成绩与学生评优、评三好、评定奖（助）学金挂钩，并严格执行。六是增加体育课的开课次数，开放校内所有的体育场馆，保证学生的锻炼时间。七是在每节体育课中安排 30～40 分钟时间身体素质训练的内容，每位体育教师都要严格执行。八是将中考体育成绩从象征意义上的 60 分提高到 100 分，在高考总成绩中也应加入体育成绩，分值也应定在 100 分，教育行政部门严格考试制度。通过以上方法和手段，形成社会、学校、家庭齐抓共管的局面，真正让各方面特别是学生本人重视体育锻炼。只有这样，学生身体素质下降造成的心肺功能下降的趋势才能从根本上得到遏制。

自《标准》等颁布以来，国内学者对大学生的体质状况进行了较为广泛的研究，为高校体育教育工作及改革作出了重要的贡献。然而，大多数的文献尚停留在描述现状上，而针对不同地域、不同人群以及时间跨度较大的相关研究较少，而且针对高职这个特殊群体的相关对策性研究更是凤毛麟角，因此有必要进一步深入研究。

第四节　研究对象与研究方法

一、研究对象

辽宁省教育厅直属的辽宁城市建设职业技术学院和辽宁建筑职业学院 2010～2014 年两校新生体质测试成绩以及 2016 级辽宁建筑职业学院大一学生。

二、研究方法

（一）文献资料法

通过 CNKI 和有关网站查阅我国近 10 年来关于大学生尤其是高职院校体育教学模式方面的文献资料 100 余篇，专业书籍 10 余部，为本课题的理论研究和实证研究做充分的理论准备。

（二）数理统计法

利用 SPSS22.0 对相关数据进行分析。

（三）对比分析法

调取辽宁建筑职业学院和辽宁城市建设职业技术学院 2010～2014 年 5 年的新生入校体质测试成绩进行对比分析。

（四）逻辑分析法

对两校 2010～2014 年体质测试成绩以及辽宁建筑职业学院 2016 级新生实验班和对照班进行测试，然后进行逻辑分析，得出相应的数据。

（五）问卷调查法

根据研究需要，本课题对辽宁建筑职业学院、辽宁城市建设学院等 2 所高职院校的体育教师、体育教研室主任进行问卷调查。对两校新生各发放 1500 份问卷，辽宁城市建设职业技术学院回收问卷 1482 份，其中有效问卷 1460 份，回收率 98.8%，有效率 98.52%；辽宁建筑职业学院回收问卷 1436 份，其中有效问卷 1388 份，回收率 95.73%，有效率 96.66%。两校问卷总回收 2918 份，有效问卷 2848 份，总回收率 97.27%，总有效率 97.60%。两周后，对两校重新发放问卷各 150 份，对 300 名学生进行复测信度检验，相关系数达到 0.903，呈高度相关，表明测试结果具有高度的可靠性。

（六）体质测量法

利用国家体育总局规定的体质测试仪器，对两校在校新生进行统一测试。

（七）实验法

针对两校普遍存在的学生耐力素质、肺活量下降幅度较大的现实，在辽宁建筑职业学院 2016 级新生中选取排球选项课两个班级（体质测试成绩大体相等）进行实验，一个作为实验班，一个作为对照班，两个班学生的身体素质相当，排球基础为零基础。

第五节　研究结果与分析

一、研究结果

对于基本概念的界定：

1. 心肺功能

心肺功能是指人体心脏泵血及肺部吸入氧气的能力，是人的摄氧和转化氧气成为能量的能力。这一过程牵涉心脏制血及泵血功能、肺部摄氧及交换气体能力、血液循环系统携带氧气至全身各部位的效率，以及肌肉使用这些氧气的功能。

2. 心肺的基本功能

人体全身均需要依靠氧气，以燃烧体内储存的能量，让它们变成热能，器官及肌肉得到热能才能活动。氧气由肺部吸入，故肺部容量大小及活动次数便很重要；而心脏则负责把氧气通过血液循环系统送到各个器官及部位，故心脏跳动的强弱会影响血液的流量。

心肺功能良好也反映身体主要机能都可以健康运作，从而可以推断出患慢性疾病如心血管病、内分泌系统疾病、呼吸系统疾病的机会较低。

3. 发展心肺功能的方法

增强心肺功能可以有效预防心脏病的发生，经常进行规则性、持续性、有节奏的有氧运动，对心肺功能的提升具有良好的促进作用。能够促进心肺功能的运动大致可以分为以下三类：

第一类是具有一定运动量，对心肺功能的促进最为有效的运动，如骑车、游泳、爬楼梯、慢跑、快速走路、爬山等。每周从事这类运动 3～4 次，每次 30 分钟，即可收到很好的效果。

第二类运动虽然不激烈，但仍然是可以选择的运动，每周 3～4 次，每次 30 分钟以上，对心肺功能也具有促进功能，如中速快走、网球、篮球等。

第三类运动是不太激烈或是不持续的运动，虽然对心肺功能的促进有限，但仍能改善肌肉张力，减少精神紧张，消耗多余的热量。其中，低运动量的园艺工作、家务、跳舞等，只要每天持续做也能降低心脏病的发病率。

4. 增强心肺功能需注意的事项

尽管有这么多运动可以选择，但是有些心脏病患者对于运动还是有些顾虑。经常有报道，有人在运动中心脏病发作而死亡。这是由于过度运动造成的。

长期不运动的人需要遵照慢慢递增运动量的方式来运动，唯有这样才能减少运动的危险性并得到运动的最大益处。

运动中发病大部分是由于运动过于激烈或时间过长，尤其是对长期不运动的人较容易发生。其实，这些都是能够预防的，在发作前心脏可能有一些警讯，如胸闷、头晕、呼吸困难、眩晕等。当有这样的征兆出现时要马上停止运动，找医生诊断。

对心脏病患者来说，最佳的运动量可以通过测量心率来判断，用 170 减去年龄后再乘上 90％，就是运动后的最佳心率。

测量心率的方法是在运动停止后马上测量 15 秒的心率，把这个值乘以 4，在比较后就可以知道运动量是否合适。

二、辽宁省建筑类高职院校体育开展的现状

（一）课外参加体育活动的频率及时间状况

调查结果显示，两校学生每天和经常参加晨练的学生分别占 13.7％、18.7％，从不参加晨练的占到 32.9％。这个比例非常可怕，从不参加晨练的占到所调研学生的 1/3，偶尔参加晨练的学生也占近 1/3。在经常参加晨练的 923 名学生中，晨练时间超过一个小时的占 23.3％。从晨练的锻炼项目来看，多集中在打篮球、打羽毛球或踢足球等运动项目，慢跑、快走等运动强度不大的运动项目也越来越受到学生们的欢迎。虽然有超过 1/3 的学生参加晨练，但是效果并不佳。目前，高职学生正是精力旺盛、长身体的黄金时期，他们平时的体育锻炼时间、强度远远不够，学生大多把大块时间用在游戏、购物、聊天等事情上了，造成身体素质明显下降，肥胖、近视学生明显增多。这些问题都

有待体育教学部门的重视。

每天下午，每天或经常坚持体育锻炼的分别占37.83％、32.79％，从不参加体育锻炼的占8.73％。从每天下午锻炼时间上看，坚持锻炼一个小时以上的占38.98％，接近40％的比例。坚持下午锻炼的学生喜爱的运动项目，排在前五位的依次是篮球、羽毛球、足球、排球和乒乓球，分别占28.27％、21.98％、9.65％、6.34％和5.77％。传统三大球依然占很大比例，羽毛球、乒乓球也成为学生喜闻乐见的运动项目，一些新兴的运动项目，如轮滑、游泳、快走（健走）、慢跑、骑车等也越来越受到广大学生的喜爱。

（二）辽宁省建筑类高职院校体质测试的时间安排

调研结果显示，两所院校大多在新生入校军训后，全体体育老师利用体育课时间对学生进行测试，完成国家健康体质测试任务，以不影响学院体质测试数据的上报。两所院校的绝大多数新生清楚本校体质测试的时间安排，以及具体由谁来负责体质测试。

（三）辽宁省建筑类高职院校体育课上安排身体素质训练内容的现状

调查结果显示，两校学生对体育课上是否安排身体素质练习内容莫衷一是。两校部分体育教师在每次课上都会安排一定时间的身体素质练习内容，其中城建院大约占56.78％，辽宁建筑占11.67％；经常安排的，城建院为31.85％，辽宁建筑占21.65％；偶尔安排的，城建院占9.52％，辽宁建筑占49.57％；从不安排的，城建院占1.85％，辽宁建筑占17.51％。说明城建院大多数体育教师在体育课上安排学生进行身体素质练习，偶尔安排或从不安排的占少数。可见，城建院体育教师把身体素质练习作为体育教学的一部分；辽宁建筑体育教师大多没有在体育课上安排身体素质练习。通过访谈了解到，辽宁建筑采用的是选项课教学，教学内容主要以选项技术为主，教学内容和形式由教师自主安排，而体育教师忽略了学生身体素质的练习。城建院采用的则是自然行政班教学，由学院统一安排任课教师，以便于教学内容的统一和实施。另外，从侧面了解到，城建院体育教学要求比较严格，绝大多数体育教师能够按照教学要求完成教学内容。而辽宁建筑则要求相对较松，49.57％的学生反映，教师只偶尔安排身体素质练习内容；17.51％的学生反映，教师根本不安排身体素质练习。

（四）辽宁省建筑类高职院校体育课考试内容及安排的现状

1. 体育考试方式

从调研获知，两所院校针对学生体育成绩考核的意见不统一。辽宁建筑以某一体育项目的技术对学生进行评定，只是终结性评价的占69.02％，城建院占34.11％；以某一体育项目的技术对学生进行评定，既注重终结性评价又注重学生学习的过程性评价的，城建院占 57.12％，辽宁建筑占 23.49％。除对某一运动项目的技术进行评价，还对学生的身体素质、体育理论进行综合评价，城建院占 8.77％，辽宁建筑占 7.49％。虽然两所院校都有部分教师积极地进行考试模式的改革，但是比较而言，城建院的大部分教师既注重终结性评价也注重过程考核，更有利于调动学生的积极性。而辽宁建筑的绝大多数体育教师只是对学生进行终结性评价，忽略了学生学习的积极性和个体差异性，不利于激发学生学习的主动性。

2. 体育课考试的内容

从调研结果得知，城建院的体育成绩考核内容为"平时成绩＋体育理论成绩＋身体素质成绩＋技评成绩"，说明城建学院考核内容呈现多元化，多方面全方位进行考核，注重学生体育综合素质的提高。辽宁建筑以"平时成绩＋体育技术技评成绩"为考核内容，注重技术考核而忽略了学生的体育理论和身体素质，考核内容较单一。

（五）课外体育竞赛及课外指导

1. 课外体育活动以课外体育俱乐部还是以社团的形式进行

两校课余体育活动安排多以体育社团为主，有组织地进行，业余体育俱乐部等组织形式尚没有在两校推行。

2. 举办体育比赛是以系为单位还是以班级为单位

两校都组织学生进行体育比赛。城建学院主要以系科为单位，辽宁建筑主要以班级为单位。虽然形式不同，但是体育活动都在开展。组织体育比赛意见不统一，两校既有系里组织的比赛，也有班级组织的比赛，说明体育比赛丰富多彩。

3. 大型赛事安排在什么时间

每个月或每两个月举行一次大型赛事占绝大多数，城建院占 89.86％，辽宁建筑占 95.53％。可见，两所学院都比较重视学生的体育生活。

4. 业余体育俱乐部或体育社团有无体育教师做指导

对于业余体育社团，城建院大多安排体育教师做指导，对学生的社团活动是比较支持的。对于是否安排教师指导业余体育俱乐部或体育社团的活动，两校的意见也不相同，城建院占 65.27％，辽宁建筑占 55.40％。同时，两校都有大约 30％的学生认为在进行业余活动时没有教师指导。

三、辽宁省建筑类高职院校新生 2010～2014 年 5 年中耐力素质及肺活量变化

（一）耐力素质变化情况

1. 男生变化

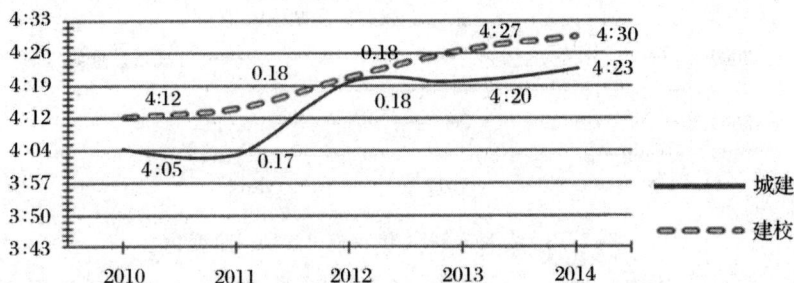

图 2—1　2010～2014 年两校男生 1000 米跑成绩

如图 2—1 所示，2010～2014 年，城建院和辽宁建筑两所院校新生的 1000 米跑成绩均呈逐年下降趋势。虽然城建院在 2011 年有小幅提升，但是总体呈下降态势。

2. 女生变化

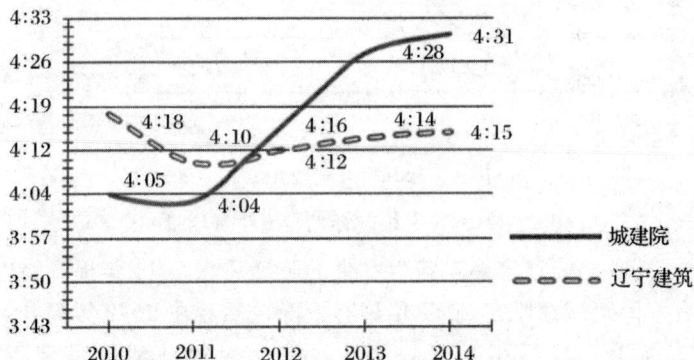

图 2—2　2010～2014 年两校女生 800 米跑成绩

如图 2—2 所示，城建院和辽宁建筑两所学校女生的 800 米跑成绩均在 2011 年有所提高，但随后逐年下降。从总的发展来看，两校女生的耐力素质成绩也呈下降趋势。

（二）肺活量变化情况

1. 男生变化

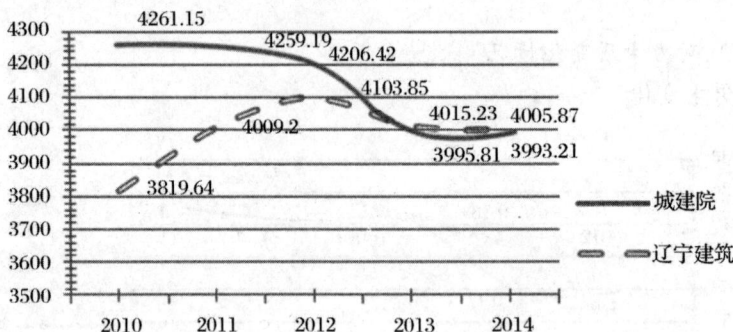

图 2-3　2010~2014 年两校男生肺活量变化

图 2-3 反映出，在 2010~2014 年 5 年间，城建院男生肺活量逐渐下降，2013 年呈现大幅下降趋势。辽宁建筑虽然 2010~2012 年逐年提升，但是在 2013 年以后也呈明显下降趋势。

2. 女生变化

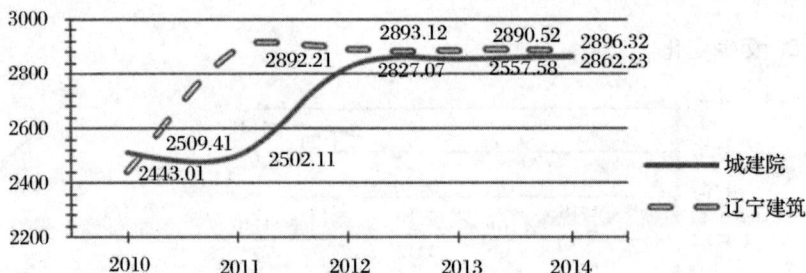

图 2-4　2010~2014 年两校女生肺活量变化

图 2-4 反映出，辽宁建筑新生女生的肺活量在 2011 年提升幅度较大，然后逐年稍有下降；城建院在 2011 年稍有下降，然后在 2012 年提升明显，其后两年也略有提升，呈逐年上升趋势。两院女生的肺活量呈现不同的发展趋势。

四、针对心肺功能下降采取的对策

（一）教学实验前实验组和对照组的学生体质、排球技术基本情况

表 2—1　　　在教学实验之前实验组、对照组身体素质一览表（男生）

指标	$\overline{x}\pm$班级	s	T 值	P 值
身高（cm）	实验班（n=50）	178.12±8.11	0.863	＞0.05（不显著）
	对照班（n=50）	177.02±7.40		
体重（kg）	实验班（n=50）	71.30±10.06	0.596	＞0.05（不显著）
	对照班（n=50）	69.80±11.67		
肺活量（mmHg）	实验班（n=50）	4035±824.52	0.236	＞0.05（不显著）
	对照班（n=50）	3908±782.48		
50 米（秒）	实验班（n=50）	7.0±0.84	0.689	＞0.05（不显著）
	对照班（n=50）	7.2±0.71		
立定跳远（cm）	实验班（n=50）	235.2±51.3	0.436	＞0.05（不显著）
	对照班（n=50）	233.8±48.6		
坐立体前屈（cm）	实验班（n=50）	24.2±16.8	0.862	＞0.05（不显著）
	对照班（n=50）	24.6±13.7		
引体向上（个）	实验班（n=50）	8.52±5.3	0.735	＞0.05（不显著）
	对照班（n=50）	7.54±4.6		

表 2—2　　　在教学实验之前实验组、对照组身体素质一览表（女生）

指标	$\overline{x}\pm$班级	s	T 值	P 值
身高（cm）	实验班（n=50）	162.2±8.12	0.587	＞0.05（不显著）
	对照班（n=50）	161.5±9.87		
体重（kg）	实验班（n=50）	49.2±6.64	0.354	＞0.05（不显著）
	对照班（n=50）	48.7±7.83		
肺活量（mmHg）	实验班（n=50）	2845±487.25	0.697	＞0.05（不显著）
	对照班（n=50）	2608±432.17		
50 米（秒）	实验班（n=50）	9.4±0.81	0.785	＞0.05（不显著）
	对照班（n=50）	9.5±0.71		

指标	$\bar{x}\pm$班级	s	T 值	P 值
立定跳远（cm）	实验班（n＝50）	165.2±32.58	0.235	＞0.05（不显著）
	对照班（n＝50）	163.5±36.12		
坐立体前屈（cm）	实验班（n＝50）	28.24±16.23	0.684	＞0.05（不显著）
	对照班（n＝50）	25.8±15.42		
仰卧起坐（个/分）	实验班（n＝50）	27.6±11.97	0.415	＞0.05（不显著）
	对照班（n＝50）	26.2±9.47		

表2−1、表2−2显示，实验班和对照班在体质测试的成绩方面没有差异，排球技术近乎为零。

（二）教学实验后实验组和对照组学生体质测试成绩及排球垫球成绩对照表

表2−3 教学实验一个学期后实验班与对照班学生身体素质情况一览表（男生）

指标	$\bar{x}\pm$班级	s	T 值	P 值
肺活量（mmHg）	实验班（n＝50）	4378±526.25	2.763	＜0.01（非常显著）
	对照班（n＝50）	3865±435.78		
50 米（秒）	实验班（n＝50）	6.9±0.62	1.254	＜0.05（显著）
	对照班（n＝50）	7.3±0.71		
立定跳远（cm）	实验班（n＝50）	241.9±41.75	0.624	＞0.05（不显著）
	对照班（n＝50）	234.6±35.14		
坐立体前屈（cm）	实验班（n＝50）	25.6±13.24	0.865	＞0.05（不显著）
	对照班（n＝50）	24.4±14.97		
引体向上（个）	实验班（n＝50）	13.7±8.69	1.779	＜0.01（非常显著）
	对照班（n＝50）	7.4±6.75		

表2－4　教学实验一个学期后实验班与对照班学生身体素质情况一览表（女生）

指标	x̄±班级	s	T值	P值
肺活量（mmHg）	实验班（n＝50）	2974±514.54	0.665	＞0.05（不显著）
	对照班（n＝50）	2652±404.15		
50米（秒）	实验班（n＝50）	9.2±0.77	0.349	＞0.05（不显著）
	对照班（n＝50）	9.6±0.85		
立定跳远（cm）	实验班（n＝50）	168.3±38.56	0.779	＞0.05（不显著）
	对照班（n＝50）	162.7±45.71		
坐立体前屈（cm）	实验班（n＝50）	28.4±15.55	1.615	＞0.05（不显著）
	对照班（n＝50）	26.7±16.78		
仰卧起坐（个/分）	实验班（n＝50）	35.1±10.56	0.982	＜0.05（显著）
	对照班（n＝50）	28.6±8.68		

表2－5　　800米跑（女生）、1000米跑（男生）对照表

			3'25—3'35	3'36—3'45	3'46—3'55	3'56—4'05	4'06—4'15	4'16—4'25	4'26—4'35	4'36—4'45	4'46—4'55	4'56—5'05	5'06—5'15	5'16—5'25	5'26—5'35
实验班（50）	男30人	成绩	1	3	6	15	3	2							
		占比%	3.3	10	20	50	3.3	6.6							
	女20人	成绩		1	5	8	2	1	1						
		占比%		5	25	40	10	5	5						
对照班（50）	男30人	成绩		1	4	6	5	7	3	1	1	1	1		
		占比%		3.3	13.3	20	16.7	23.3	10	3.3	3.3	3.3	3.3		
	女20人	成绩			2	5	3	3	1					1	1
		占比%			10	25	15	20	15					5	5

表2－3、表2－4、表2－5显示，通过一个学期"2＋1＋X"教学模式的教学实验，每次课都要进行30分钟左右的身体素质训练，尤其是将耐力素质作为重中之重。同时，每次课结束时还要安排学生课后的训练内容。通过每班设立小组长，教师对学生每天晨练和下午锻炼的情况进行实时监控。通过12周的教学实验，男生的肺活量、50米跑、引体向上以及1000米跑成绩出现明显差异；女生的仰卧起坐、800米跑成绩差异显著。由于实验时间较短，女生

的肺活量提高不显著。

表 2—6 实验技评考核表

	正面双手垫球技术								正面双手传球技术						
	50—46	45—41	40—36	35—31	30—26	25—21	20—16	15—11	50—46	45—41	40—36	35—31	30—26	25—21	20—16	15—11
实验班 50 人	6	8	17	15	2	2			5	9	24	10	1	1		
对照班 50 人	3	5	13	18	6		2	1								

表 2—6 反映出，在教学实验中，尽管对照班只考正面双手垫球技术，而实验班考正面双手垫球技术和正面双手传球技术两项，总体上实验班比对照班少了 44.4％ 的专项练习时间，但是对照班学生的考试成绩依然不如实验班成绩好，说明成绩的好与坏与练习时间的长短并不成正比，而与学生的练习兴趣、教师的教学手段和教学方法具有直接关系。

在课余时间，无论是每天锻炼的时间、每次锻炼的时间还是晨练参加的人数、经常参加长跑锻炼的人数，经过教学实验的学生，其锻炼意识明显增强，锻炼的时间、选择的项目也好于对照班的学生。

（三）教师活动

1. 授课内容

两轮实验采用同样的授课内容。

2. 教学方法

第一轮教学实验主要采用通关教学法，第二轮教学实验主要采用通关教学法、智能手机介入教学法。

3. 考核方法

第一轮教学实验考核方法为过程评价与终结性评价，主要以教师评价为主。

第二轮教学实验考核方法为成立学生考评小组，教师制定考核标准，由学生考评小组进行打分，考核成绩更加客观公正，教师协助打分，阶段考评与终结考评相结合、课内考评与课外考评相结合。

4. 考试内容所占比例

表 2—7　　　　　　　**新的考核方法与原有考核方法对照表**

考核内容	平时成绩（％）	理论成绩（％）	800 米跑、1000 米跑成绩（％）	技评成绩（％）	
				技评 1	技评 2
新考核方法的比例	10	20	30	40	
				20	20
考核内容	平时成绩			技评成绩	
旧考核方法的比例	50			50	

平时成绩包括迟到、早退、旷课、事假、病假。迟到一次扣 2 分、早退一次扣 3 分，旷课一次扣 5 分，事假一次扣 1 分，病假一次扣 0.5 分。事假和病假累计超过 1/3 课时、旷课两次以上均取消考试资格。

旧的考核方法是，只要学生不迟到、不早退、少旷课，平时成绩基本上都能得到 35～40 分左右。个别上课表现积极的学生，平时成绩更能得到 45 分以上的高分。选项课上，尽管教师也采用与实验班同样的教学方法和手段，以提高学生们练习的积极性，但是效果非常差，最主要的原因是学生得过且过思想严重，冲淡了学生进行练习的积极性。"练不练我也能及格，稍加练习，成绩就能上一个档次，我何苦卖力气练球呢？"这样的想法是绝大多数学生的共同心声。

新的考核方法更加科学、更加客观，在一定程度上改变了学生"等、靠、懒、散"的思想。每个学生想要及格，既容易也不容易，平时占 10％，理论占 20％，耐力素质考试占 30％，技评两项占 40％，四大项丢了哪两项都有不及格的危险，逼迫学生必须认真对待每一项学习。通过理论的学习促进学生们的练习实践，学生们不再盲目地练习、锻炼，能够较为科学地指导自己的学习和锻炼。这是一个质的飞跃。

第六节　结论与建议

一、结论

第一，在一个学期 12 次课 24 学时的实验中，实验组的学生经常参加晨练的有 48 人，占 96％；对照组只有 35 人，占 70％。参加晨练的时间在 1 小时以上的，实验组有 37 人，占 74％；对照组有 22 人，占 44％。

第二，经常参加下午课外体育锻炼的，实验组有 48 人，占 96%；对照组有 39 人，占 78%。锻炼时间超过 1 小时的，实验组有 48 人，占 96%；对照组有 37 人，占 74%。

第三，从参加锻炼的项目上看，经常打球的各占 46% 和 42%，总体上区别不太。在慢跑和健走项目上，实验组明显好于对照组，分别是 30%、16%。

第四，肺活量的对比。男生实验组的平均值是 4378，对照组是 3865，相差 513，$P<0.01$，说明差异显著；女生实验组的平均值为 2974，对照组为 2652，相差 322，$P>0.05$，说明没有明显差异。以上两组数据说明，教学实验对男生肺活量提高明显。女生由于实验时间短，提高不显著。

第五，男女生 1000 米跑、800 米跑的数据对比。实验组男生平均值为 232′，对照组为 257′，提高 25′；女生实验组为 239′，对照组为 258′，提高 19′。男女生的及格成绩都定为 4′05″。男生实验组有 25 人及格，及格率为 75%；对照组及格 11 人，及格率为 36.67%。女生实验组 16 人及格，及格率为 80%；对照组有 7 人及格，及格率为 35%。

第六，男生 50 米跑，实验组平均成绩 6.9′，对照组 7.3′，$P<0.05$，差距显著。引体向上成绩，实验班为 13.7，对照组为 7.4，$P<0.05$，成绩提高显著。女生仰卧起坐，实验班平均成绩为 35.1，对照班为 28.6，$P<0.05$，呈现明显差距。

第七，通过教学实验，从排球垫球成绩来看，实验组达到 30 个以上及格成绩的有 46 人，占 92%；对照组有 39 人，及格率为 78%。采用新的教学方法，实验组在较短的学习和练习时间情况下，教学效率有所提高，学生的学习成绩同样有明显提高。

第八，在一个学期 12 次课 24 学时的实验中，无论是参加体育锻炼的积极性、上课表现还是各项成绩的取得，实验组都优于对照组，说明"2+1+X"教学模式成效比较显著。尤其是在课堂教学的各个环节，实验组每次课都安排各种身体素质练习的内容，在让学生们流汗的同时增强了体质，提升了锻炼的兴趣，也减轻了对耐力练习的恐惧。同时，身体各项素质的提高也为选项教学打下了坚实的基础。

二、建议

第一，在以后每次课的身体素质练习内容中多增加趣味性、实用性的内容。将耐力素质贯穿始终，使学生逐渐养成每天坚持耐力练习的习惯。

第二，每次体育理论专题讲座前安排学生提前通过手机或电脑查阅相关资料，专题讲座多采用讨论形式，逐渐引导学生们主动积极地关注身体锻炼、健康饮食、科学减肥、科学锻炼、合理安排作息等方面的知识。

第三，在排球技术学习中，除采用通关练习法、智能手机介入法等教学和练习方法外，积极探索其他教学法，如探究法、发现法等新的教学方法。课前安排学生查阅或观看网上教学视频，课上练习时让学生带着问题与教师共同探讨、共同学习，变被动学习为主动学习，鼓励学生大胆尝试新的练习方法。

第四，在排球技术教学中，可以改两人一组为三人一组的互帮互助的练习方法，充分利用手机等多媒体教学手段，一个人练习，一个人指导，一个人拍照或录像，然后3个人共同分析练习者的技术动作，以达到教学相长、共同进步、共同提高的教学目的。

第五，改变教师考试制度，可以采用学生互评的方式或者成立学生考试小组，由教师制定评分标准，学生考试小组成员采用公推法，选出技术动作最好的学生组成考评小组。

第六，课上学习和课后练习有机结合。积极鼓励学生在力所能及的情况下学习其他运动项目，并可以将学生的学习情况、练习情况纳入期末成绩考评之中，培养学生树立"终身体育"思想。

第三章 从体质测试现状探索高职
学生体质发展研究

导读： 自教育部、国家体育总局联合颁布《学生体质健康标准》至今已经有 10 多年时间。从 2005 年、2010 年、2015 年三次国家体质普查结果来看，学生虽然在身高、体重、胸围等身体形态发育水平上得到提高，"豆芽菜"体形继续得到改善，营养状况明显改善，且几种常见疾病的患病率有所下降，但与 1985 年、1995 年相比，学生的身体素质仍然呈全面下降趋势，特别是反映肌力、耐力和柔韧性的素质指标下降幅度较大，反映肺功能的肺活量指标继续呈下降趋势。高职院校作为我国普通高等教育的重要一环，肩负着培养高技能人才的重任。

本课题组通过调研走访辽宁省多家高职院校了解实际情况，然后制订出相应的实验方案，在辽宁建筑职业学院 2016 级、2017 级排球选项课教学中进行教学实验，获得了较为理想的实验结果。

第一节 引 言

随着现阶段中国的迅速崛起，人民的物质及精神生活水平的大幅度提升，"体质健康"被越来越多的人予以关注，而青少年的体质健康问题更是被视为重中之重。教育部原部长袁贵仁曾经说过："体质不强，何谈栋梁。"而当下，我们正在为培养"栋梁"这条道路上缓慢地行走着。随着 2014 年 7 月有关部门颁布《国家学生体质健康标准（2014 年修订）》的出台，更是指明此条道路的重要性，同时为扫清道路上的阻碍提供了保障。目前，各大院校都在积极响应教育部的号召，力求把文件的精神落到实处，希望《国家学生体质健康标准》的制定能让每个学生的体质发生相应的改变，并在若干年后让整个民族的体质发生质的飞跃。

2006 年，在全国学校体育工作会议上，原教育部部长陈至立女士说过："青少年的健康成长，不仅关乎自身的幸福生活，更是国家的重要财富。

只有具备了健硕的体格，才能够更好的实现自我价值，进而投身到祖国建设中去。而当今的素质教育，就是要培养这种具备健硕的体格、健康的心理、坚强的意志的青少年。所以，学校体育工作的加强则是更好的实施素质教育的切入点。"同时，大会启动了"阳光体育运动"。若把"阳光体育运动"的开展比喻为国家为提高全体青少年的体质打出的第一记重拳的话，那么一年之后《国家学生体质健康标准》的正式实施，再到2014年修订测试内容，则标志着国家对青少年的体质乃至整个民族体质的重视程度达到了空前的水平。为此，学校体育承载着改善学生体质、促进学生身体健康之重任。

近年来，随着高等教育大众化进程的加快，职业类院校处在市场竞争的特殊时期，将工作重心放在通过扩大招生以求得生存发展上，重实践课、轻理论课的现象较为普遍，体育课程更是处于边缘化状态。受就业市场导向影响，毕业生直接面向残酷的市场竞争。由于缺少身体素质及体育精神的培养，使得更多学生无法适应高强度的工作环境，因此不但影响了其就业，而且可能影响学生的终身发展。

2014年全国学生体质健康调研结果显示，绝大部分城乡学生，其身体机能基本上发育正常，身高、体重、胸围发育水平继续稳中有升。但是，大学生的身体素质却在逐年下降，视力低下问题更为普遍。同时，肥胖问题已经陆续出现在各年龄段里。同年，随着国务院颁布《国务院关于加快发展现代职业教育的决定》，更多职业类院校的新闻进入公众的视野，高职院校的点点滴滴被呈现在人们的面前，随之而来的问题也越来越多。

如今，关于青少年学生体质健康的话题屡屡出现在新闻层面。但是，涉及职业类院校学生体质健康的问题确实少之又少。在健康问题上，这里似乎出现了一个"真空地带"，职业类学生体质健康被严重忽视。在调研诸多高职类学校中，发现的问题则是五花八门。很多高职院校只是在最近几年才开始上报学生体质健康测试的数据，从学校管理层到学生自己对健康意识的极度缺乏加速了学生体质的每况愈下。体育场馆、器材的不健全，男女生合班一起上体育课，开展"三自主"教学的屡屡受挫，让每位体育教师更是心急如焚。

作为高职体育教师，我们充分感受到，国家在不到10年的时间里出台了一系列规范性和指令性文件，用以改善青少年体质健康工作的背后，更多的是出于对现阶段青少年体质健康的担忧。肥胖现象的愈演愈烈、近视程度的不断加剧，再加上懒惰、心理承受能力差以及缺乏坚忍的意志品质等问题不断涌现，国家已经把解决青少年的体质健康问题作为现阶段要做的头等大事。所以，本研究选取高职院校学生的体质健康研究作为主要研究内容尤其具有现实意义。高职院校在实施《国家学生体质健康标准》测试过程中仍存在一些问题。例如，各个学校的管理层对待测试的态度参差不齐，教师任务繁重。同时，在测试过程中监督机制不力、测试成绩分布不均衡、学生对测试本身不感兴趣等。本研究的初衷就是想了解《国家学生体质健康标准》测试在高职院校实施过程中所呈现的问题和阻碍，并从师生的角度对《国家学生体质健康标准》进行分析，从而最终找到一些切实可行的办法为《国家学生体质健康标准》测试在高职院校里更好地开展和真正提高学生的体质提供一些帮助，进而为今后《国家学生体质健康标准》在高职院校的开展与普及提供理论支持，使其更好地推广，更为职业类院校体育课的改革提供新的思路和可资借鉴的参考。

第二节　研究目标

第一，辽宁省各高职院校体育教学模式单一，以选项教学为主，一个项目两三个学期，教学手段呆板，学生学习的积极性得不到提高。各学校从上至下以安全为重，过去有一定风险的运动项目被取消了，需要改变这种思想，提高安全防范意识，项目该开展还是要开展，不能因噎废食。

第二，促进课内教学和课外练习相结合，针对不同体质的学生开出不同的运动处方，切实加强和提高学生的体质，学院的各个系、学生处、团委以及各级学生会协助加强管理。

第三，通过一段时间的调研，摸清了各学院学生体质健康水平的现状，从中选择部分学院作为教学实验研究基地。通过两轮教学实验，摸索出一套切实可行的运动处方教学模式，针对不同身体素质的学生制订不同的练习方法，使学生的身体素质都得到一定的提高。同时，加强理论学习，让每个学生不但身体素质明显提升，而且体育理论水平也得到提升，为将来步入工作岗位继续从事体育锻炼、实现终身体育打下了坚实基础，也为教育主管部门尽快遏制学生体质下降提供了理论依据。

第三节　研究现状

一、研究现状

（一）体质与健康的概念

体质即人体的质量，由先天遗传和后天获得所形成的人类个体在形态结构和功能活动方面所固有的、相对稳定的特性，与心理性格具有相关性。影响体质的因素包括遗传因素、外界环境因素、地理因素、社会因素及其他方面因素。

健康是指个人，无论是身体还是精神以及社会适应等方面均处在相对良好的状况。世界卫生组织曾指出，健康不光是生理状况良好，同时还要具备心理健康、良好的道德品质以及社会适应能力。影响健康的其他原因有环境、生活方式方法、医疗卫生状况、遗传基因等。体质趋于内在因素，而健康更趋向于外在因素。

体质可以看做是水，而健康则是舟。一叶舟若想正常行驶，水是保证和基础。如果水面上空空如也没有了舟，体质也就是空泛之谈了。

（二）国内关于体质测试的起源及演变研究

中国对体质健康的研究与重视起始于两千多年前的春秋战国时期。在新中国成立以后，直到1954年，中央才统一颁布并实施了《准备劳动与卫国体育制度》，简称《劳卫制》，并于1963年推出了《青少年体育锻炼标准》。

但是，在十年"文革"时期，全国的体育卫生工作停滞不前，甚至是滞后的。同时，举国上下又遭受了历史上罕见的三年自然灾害。这使全国人民的身体健康受到极大的危害，导致整个国家人民的体质健康状况普遍下降。

面对这种局面，中央又于1975年出台了《国家体育锻炼标准》，并在1982年和1990年两次进行了修改。20世纪80年代后期到90年代初期，伴随《大、中、小体育合格标准》的出台，德、智、体、美、劳全面发展的口号响彻了神州大地。

20世纪90年代是我国经济大踏步发展的年代，改革的春风吹满大地，全国人民对奔小康的热情达到了空前火热的程度，整个国家每天都在发生着日新月异的变化。但唯独在体质健康标准的制定上却没有采取明显的改动，直到2002年7月新的测试方案才横空出世。这一方案的推出，可谓是国家对青少年体质问题重视的直接体现。

表 3－1   **2007 版测试指标与 2014 版测试指标对比**

	2007 版测试			2014 版测试		
	项目名称	比重	备注	项目名称	比重	备注
身体形态	身高标准体重	10	必测	体重指数（BMI）	15	必测
身体机能	肺活量体重指数	20	必测	肺活量	15	必测
身体素质	1000 米跑（男）	30	必测	1000 米跑（男）	20	必测
	800 米跑（女）			800 米跑（女）	20	必测
	台阶试验			立定跳远	10	必测
	仰卧起坐（女）、坐位体前屈、掷实心球、引体向上（男）、握力体重指数	20	必测	1 分钟仰卧起坐	10	必测
	50 米跑、立定跳远、跳绳、篮球运球、足球运球、排球垫球	20	必测	50 米	10	必测

注：来源于教育部 2007 年颁布的《国家学生体质健康标准》、2014 年颁布的《国家学生体质健康标准》。

从表 3－1 得知，新老测试标准相比，新的测试彻底取消了选测内容，每一项都变成了必测内容。某些项目的比重发生了改变。初中、高中、大学被定义为同一组，共享除了标准项目以外的 50 米跑、坐位体前屈、立定跳远、引体向上、1 分钟仰卧起坐、1000 米跑、800 米跑等项目。年级不同，相对应的分数和等级各不相同。此次新标准的得分是由标准分加上附加分，合计 120 分。其中，标准分是由单项成绩乘以单项的比重所得，合计 100 分。附加分是在测试过程中，对有加分指标的项目，在超过 100 分以后进行加分，满分为 20 分。此组的加分项目是，男生的引体向上加 10 分、1000 米跑加 10 分，女生的仰卧起坐加 10 分、800 米跑加 10 分。在成绩评定中，对于良好的标准，新标准定在 80 分，比老标准的 75 分提高了 5 分。在标准制定的时候就规定，学校评优争先的指标必须达到良好及以上。所以，分数上调也对评优争先的学生提出了更高的要求。但对于达不到及格线而不能毕业的学生则放宽了要求，即低于 50 分，按结业或肄业处理。提高上限标准，旨在让社会和更多的人能够重视学生的体质健康，以氛围的力量带动学生不断努力。下限标准的降低使得新标准更加人性化，可以使某些身体状况不佳的学生不会因此失去上学的机会，从而彻底放弃体质健康方面的努力。

（三）国外关于体质测试的起源及演变研究

在国外，关于体质的研究已经有很多年的历史了。1860 年，美国一项称为"体格检查"的体质测试出现在人们的视野中。那时，美国就非常重视青少年的体质健康问题。1953 年，在一次体检实验中，两名研究人员 kraus 和 Hirschland 发现，美国的儿童在柔韧性和肌肉功能方面要比欧洲的孩子差。经比较，美国 56％的孩子至少有一项体检指标不合格，而欧洲的孩子一项不合格的只占 8％。可想而知，随之而来的是美国社会各界的轩然大波。当时，也有少部分人对此次对比结果表示出一定程度的怀疑。

为此，时任美国总统的艾森豪威尔倡议创设了美国青年体质总统委员会，全权负责美国青少年体质健康的各种事宜。在多次会议后，终于制定了青少年体质测试项目。

20 世纪中后期，美国各个州都研发出了自己的体质测试项目，可谓是百花齐放、百家争鸣。自美国青少年总统委员会成立以后，美国历届总统都通过自己的不懈努力，为美国青少年体质的提升作出了贡献。肯尼迪曾经发表著名的文章，他在《软弱的美国人》一文中写到："总统及当局各部门都必须清醒地意识到，督促其公民参加体育锻炼并改善他们的健康状况，永远是美国政府的最基本国策。"直到 2012 年，FITNESSGRAM 测试代替了之前的测试方法，成为美国当代青少年体质健康测试的唯一标准。

日本对于体质健康的重视起源于明治时期。在日本，"体质"一词被称为体力。1888 年（明治 21 年），日本政府发布了《关于青少年身体检查的通知》。20 世纪初，日本政府颁布了《儿童身体体检》的规定，之后又颁布了《体力章检定》，1940 年出台了《国民体力法》。第二次世界大战战败后，水深火热的日本百废待兴。在以恢复经济为主导的政策下，直到 1961 年才制定了新的体育法案。1964 年，第二次世界大战结束之后的第一次体力测试在国民中开展起来。随着测试内容的不断完善，测试又分成针对青少年的测试和针对成年人的测试。在日本政府的高度重视下，国民体质呈现出蒸蒸日上的局面。2000 年，日本采用了新的体测项目，对人口的年龄段进行更加详细的分类，使测试评价体系更为科学。同时，在测试结束后，测试结果的取样、对比、分析更是让新的测试系统日益完善。

（四）《国家学生体质健康标准》测试在高职院校的现状研究

在依据 2012 年颁布的《国家学生体质健康标准》进行体质健康测试过程中发现，学生形态发育水平继续提高，其他测试指标也较之前有明显提高。但是，青少年肺活量水平较低，肥胖、近视等问题仍然比较突出。有关部门在现有的测试项目基础上对其进行修改完善，随后《国家学生体质健康标准（2014）》出台。《国家学生体质健康标准》本着"健康第一"理念，标志着体育教学改革的进一步深化，我国的素质教育迈上了一个新台阶。《国家学生体质健康标准》在制定过程中努力做到人性化和尊重个体差异，从身体形态、身体机能、身体素质以及运动能力四项标准入手，有针对性地设置测试项目。在采用个体评价标准的同时，体现项目测试简单、对身体锻炼的有效性强等特点。其最终目的在于通过这一测试标准，提高青少年的运动积极性，使之能够自觉地参与到体育锻炼活动中来，使"每天锻炼一小时"精神落到实处。并且从学生自身的意识形态出发，唤起他们的健康意识，从身边的点点滴滴做起，为最终改善青少年的体质健康打下坚实的基础。目前，对高职院校实施测试的研究主要集中在以下几个方面：

1. 高职院校实施测试的现状

有研究表明，北京各高职院校在实施 2007 版《国家学生体质健康标准》测试中存在的问题，主要是开展测试的力度不够、测试过程不规范、反馈机制不健全。各个院校开展《国家学生体质健康标准》测试水平参差不齐，甚至有部分院校根本没有开展。

2. 如何依据体育政策更好地开展测试工作

谭震皖在《对加强高职院校体育政策监督的思考》一文中反映，由于场地、经费、教学形式以及出台的文件对高职院校考虑不足等因素，因此造成一部分学校的体育政策落实不到位。

3. 测试中出现的问题

王如明在《高职院校〈学生体质健康标准〉测试分析及存在问题的研究》一文中指出，测试的指标不够全面，测试本身虽然能够体现学生部分体质的状况，但是在心理状况和社会适应等方面并没有得到体现。

4. 教师、学生在测试中的现状

张磊在高职院校实施《国家学生体质健康标准》测试的深层次研究中提出，教师和学生面对测试比较冷漠，在测试过程中大量出现没有测试仪器、场地受限、物资得不到支持等情况。同时，测试本身还对正常的体育课带来了一定的影响。比如，教学时间被挤占，导致教学出现不系统、不完整的情况，从而导致教师对测试不积极。

5. 新老测试版本的比较

崔华、王齐，孔振兴在对新、老两个版本的测试标准进行比较后指出，新标准的测试体系更加完善，删除了选测项目，加入了加分项目，从而使数据更为统一和集中，有利于开展比较研究。而后者更能调动学生的积极性。新标准对权重指数进行了调整，突出了现阶段我国学生主要存在的问题和薄弱项目，有针对性地让更多的学生去锻炼自己的薄弱项目，做到有的放矢地练习。

通过查阅相关资料了解到，国内对学生体质健康的研究已有很多年。但是，这些研究大多数是以《国家学生体质健康标准（2007）》作为测试依据，对其内容进行分析，或者是对高校学生的体质健康状况进行分析。在分析过程中，多数文章是从学生的测试成绩入手，以此研究近年来造成学生体质下降的原因。少部分研究高校在实施《国家学生体质健康标准》测试过程中遇到的问题，主要是从学生或者教师的角度去分析，过于单一和片面。2014 年，教育部对《国家学生体质健康标准》测试重新加以修订。在《国家学生体质健康标准（2014）》颁布以后，国内对新标准实施情况的研究比较少，涉及高职院校的研究更是少之又少。但是，在《国家学生体质健康标准》出台以后，不论是测试制度还是测试内容本身仍然存在一些问题。所以，本研究旨在使《国家学生体质健康标准》测试能够在职业类院校得到更好的开展，为高职院校学生体质健康的提高提供可资借鉴的参考。

第四节　研究对象与研究方法

一、研究对象

取辽宁林业、辽宁建筑等十所三年制高职二年级学生男、女各 50 人，共计 100 人。

二、研究方法

（一）文献资料法

查阅高校在执行《国家学生体质健康标准》测试过程中取得的理论研究成果，以及测试本身和其他有关方面的文献、书籍，以获得本研究的理论支撑。同时，在调查研究基础上设计出行之有效的学生及教师问卷，然后采用科学的统计方法对相关数据进行分析，对相关问题提出最佳的解决方案。

（二）专家访谈法

针对本研究内容，按照事先拟定的访谈提纲，走访辽宁省有关学生体质健康方面的专家及测试工作人员，并深入到高职院校中，与相关部门的领导及体育教师进行访谈，了解他们对于《国家学生体质健康标准》测试的看法。

（三）问卷调查法

按照本研究的设计和研究目的，结合文献综述，遵循体育科研方法关于问卷设计的基本要求和专家访谈意见，自主开发设计了面向高职院校体育教师和学生的两份问卷，同时进行问卷的信度和效度检验。

（四）统计分析法

运用 SPSS 和 EXCEL 等统计软件对调查结果和访谈回收的调查问卷进行变量统计、编号、分析处理，为研究的开展提供科学依据。

第五节　研究结果与分析

一、结果与分析

（一）《国家学生体质健康标准》测试在高职院校的实施概况

1.《国家学生体质健康标准》测试的发展历程

学生体质测试在职业类院校的开展可以追溯到 2003 年。在当时的职业教育中，中职院校的数量远远多于高职院校的数量。在屈指可数的几所高职院校中，进行学生体质测试的学校更是凤毛麟角。直到 2007 年教育部《国家学生体质健康标准》测试文件出台以后，辽宁省高职院校的测试工作才趋于正常化和普遍化。由于测试费用紧张、测试仪器短缺、测试场地的局限、测试人员不固定等问题的存在，《国家学生体质健康标准》测试在高职院校的真正实施可谓举步维艰。在测试成绩汇总方面，虽然每年的测试成绩统一上报给辽宁省教委，但监督机制并不完善，没有对各院校进行随机抽样检查，使得各个学校在成绩上报时随意更改成绩的现象屡见不鲜。近年来，随着中央各部委逐步提高对青少年体质状况的重视程度，职业类教育也越来越被更多的人重视。2014 年《国家学生体质健康标准》的发布，对发展中的高职教育再次敲响了"健康"的警钟，使其从根本上重视青少年的体质健康问题。2014 版在 2007 版《国家学生体质健康标准》基础上进行了改革和创新，使测试项目更加科学、更加适合学生。但对高职院校提出测试过程要抽查、测试结果要抽查、测试成绩与学校考核挂钩等具体要求。

2.《国家学生体质健康标准》测试的组织程序和实施方法

2007 年出台的测试标准中明确规定，测试的实施必须由校级领导牵头，学校体育部门、教务部门、医务部门、学工部门、班主任协同配合，共同组织完成。按要求，首先需要负责测试工作的领导召开每年一度的测试工作部署协调会，布置测试工作。然后对测试人员进行培训，培训的内容包括测试仪器的使用和教育部成绩录入系统的操作。最后由专人负责汇总学校的测试成绩，统一上报。但经调查发现，几乎所有的高职类院校在《国家学生体质健康标准》测试的具体实施中只有体育教师全程负责，以致体育教师的工作量大大增加。在测试时间的安排上，一般分为上课时间测试和课余时间测试两种。在此次调查的学校中，75%的学校把测试安排在第一学期，25%的学校把测试安排在第二学期。在三年制高职学校中，几乎所有的学校只是在一年级和二年级进行两次体质测试，因为第三年属于实习期，学生均不在校，因此三年级学生失去了一次测试的机会。在实施过程中，多数学校采取的是一名体育教师负责测试，测试完成以后再把测试成绩导入电脑，或者是体育教师负责测试，学生负责手工记录，最后再由教师把测试成绩录入电脑。从测试组织到具体实施，整个过程比较混乱，很容易出错。

（二）高职院校实施《国家学生体质健康标准》测试现状

高职教育源自于高等教育。虽然高职院校在社会中所受到的关注程度远低于高校，但是现阶段，放眼全球，职业类教育正在慢慢崛起并成为推动国家经济和综合实力的强力保障。因为国家核心竞争力的增强需要拥有大量素质高、适应性强的技能型人才。为此，健康的身体是最基本的保障。

如何能够让《国家学生体质健康标准》在高职院校更好地开展，让这些政策性的文件落到实处，这对学校的管理层提出了更高的要求。衡量一所高职院校对《国家学生体质健康标准》的重视程度，从某种意义说就是衡量学校领导对待体育工作的重视程度。在当下，国家大力扶持职业类教育。体育作为一门公共基础课程，无论是其对学生还是对学校发展的影响，在短时间内都不是那么立竿见影。体质健康目标如何实现，体育课程如何在高职院校中结束自己的尴尬地位，《国家学生体质健康标准》的出台将会成为新的链接装置，实现体育课程与学生体质健康新的融合，为高职院校的体育工作加上一笔最重的砝码。

1. 高职院校实施《国家学生体质健康标准》测试的管理层现状

从《学校体育工作条例》到《关于进一步加强高等学校体育工作的意见》的出台，并没有在真正意义上解决或者督促高职类院校更好地发展体育学科。其原因多种多样。比如，高职院校领导层由于体育意识的淡薄，缺乏对上级文件的执行力。同时，由于经费紧缺，某些院校场地、器材问题的存在，使政策的执行更是难上加难。虽然2007年《国家学生体质健康标准》的出台是从国家层面发出的重视学生体质健康的一个强有力的信号，但调查显示，2007年辽宁省高职类院校中只有部分院校实施了《国家学生体质健康标准》测试。2014年，《国家学生体质健康标准》颁布时，辽宁省高职院校的实施情况明显好于2007年，90%以上的高职院校能够积极推进并按时完成测试报送工作。

多数高职类院校管理层对待《国家学生体质健康标准》的态度没有把测试工作从任务转变成责任。从对 20 所高职院校 25 名体育教师的调查中得知，在所调查的 20 所高职院校中，只有 5 所学校成立了专门领导小组，4 所院校拥有独立的测试机构，6 所院校召开了测试的部署协调会。在测试实施过程中，有 6 所院校的领导进行过现场巡视和测试督查。在测试成绩统计过程中，有 17 所院校的领导要求对测试成绩进行汇总。

1.1 管理层缺乏统一部署

在此次调查的 20 所高职院校中，由学院宣传部门或者学工部门专门对测试工作进行过宣传的学校仅有 2 所。其他院校，测试内容讲解和解读工作均由体育教师完成。被调研院校的领导普遍认为，《国家学生体质健康标准》测试已经开展了很多年，而且年年都在测，是一个常规性工作，体育教师全权负责即可。在这种局限性的认识下，体质健康测试很难起到发现问题、解决问题的作用。测试仪器的选购、测试的宣传工作、测试的具体实施和测试成绩的整理上报，需要在校领导的统筹协调下才能有效、准确地完成。如果在测试工作部署会中能够把任务分配到学校的各个职能部门，多部门协同工作，让更多的体育教师从繁杂的事务性工作中解脱出来，全身心地投入到具体的测试中去，才能更有效地提高测试效率和准确性，从而在真正意义上完成测试工作。

1.2 测试者缺乏专业培训

教育部在颁发的《关于开展 2015 年国家学生体质健康标准测试和贯彻落实教育部学校体育工作三个办法的通知》中明确指出了测试过程的执行和测试数据上报这两项工作环节的重要性，同时提出在本地区实施逐级数据审核、实施抽查复核、统计分析数据、反馈公示结果和探索评价应用等五个工作环节，从中可以看出教育部对测试成绩的重视程度。所以，作为高职院校的测试实施者，从测试开始到结束的整个过程必须是严谨和细致的，从思想认识上就要进行系统和严格的培训，才能顺利完成此项任务。在充分认识此项工作的重要性以后，摆在广大实施测试人员面前还有一座更为严峻的"高山"，那就是测试仪器的具体操作方法。众所周知，正确、熟练地使用测试仪器，不仅可以加快测试的速度，还可以大大提高测试的准确率，从而影响测试的最终结果。在所调查的学校中，除了每年每所学校有 1～2 名教师参加辽宁省进行的统一培训以外，其他进行测试的教师均未参加任何形式的培训。而在测试仪器和项目内容发生变化时，教师完全凭借自己的理解进行测试工作，致使测试缺乏准确性和规范性。

1.3 测试场地、时间、形式的安排现状

测试得以有序进行，除了管理层的大力支持以外，还需要测试场地、时

间、方式等客观因素的保障，才可以让《国家学生体质健康标准》这台检测健康的"大机器"运转起来。但是，在高职院校的测试工作中，在测试场地、时间和形式上缺乏基本的保障，从而严重影响了测试数据的准确性。

虽然在现行的《国家学生体质健康标准》测试文件中没有对测试场地面积做具体的规定，但是在调查中得知，各个院校之间测试场地的差异还是很大的。以辽宁轨道职业技术学院为例，测试场地只有 50 平方米，进行身高、体重，肺活量，坐位体前屈，立定跳远 5 个测试项目，在最高峰时要对 4~5 个班 200 余名学生进行测试。由于场地面积小，学生人数多，且每个班只有一名体育教师负责整个测试过程，测试的混乱场面将严重影响测试的准确性和安全性。更有些院校由于没有足够大的测试场地，只能把测试仪器搬到露天场所进行测试。调查得知，在 20 所高职院校中，测试场地在 150 平方米以上的学校有 5 所，100~150 平方米的有 6 所，50~100 平方米的有 7 所，50 平方米以下的有 2 所。

在调查的 20 所高职院校中，测试时间的安排基本上分为两类，即课上或者课下。其中，课上测试的学校有 14 所，占 70%；课下测试的学校有 6 所，占 30%。辽宁省高职院校体质测试时间主要有两种情况：一是利用体育课时间；二是利用课余时间。两种测试方式都存在一定的问题。首先，利用上课时间测试，正常的教学时间将受到挤压，教学任务将无法正常完成。其次，利用课余时间测试一般会安排在下午课后，因大量占用教师和学生的业余时间而引起大家的不满，从而对测试工作产生抵触。为此，院校管理层应该提高体育教师的测试报酬，为其所进行的大量的测试工作予以补偿。这将更好地激励体育教师的工作热情，从而使《国家学生体质健康标准》测试工作在高职院校中更好地开展。

在测试形式上，在调查的 20 所学校中，具备体质测试中心的学校共有 4 所。但是，其中的测试过程仍是由体育教师负责，测试中心人员也多由体育教师兼职，数据的整理与上报工作由测试中心负责。其他高职院校体质测试的开展则是下放到体育教研室或体育部，并将测试融入日常工作中。其中，把测试任务放在日常教学中的有 14 所院校，测试的报酬按相应的课时量给予。把测试任务放在课下完成的 6 所学校，有的是按学生人数，有的则是按测试时间给予体育教师额外的报酬。在测试成绩录入上，所有院校都是采取机器、人工合二为一的模式进行数据录入和上传。调查中发现，目前学校所采用的机器，数据导入时出错率较高。常见的问题有，如果学生漏输学号或者学号输入错误时，机器没有办法跳过错误的数据，从而造成后面所有的数据均导入不了的现象。同时，如果采取完全由机器测试的方式，则前期要输入学生 18 位的学生卡号或者为每位学生办理一张信息卡，而这将导致无论是时间成本还是经济成本都会大大增加。

2. 高职院校实施《国家学生体质健康标准》测试中的教师现状

《国家学生体质健康标准》测试如果要在高职院校更好地实施和落实，体育教师在整个过程中所起到的作用是不言而喻的。面对测试中体育教师全权负责的场面，有关部门是否可以考虑出台一定的要求，对测试人员进行合理的配置。测试的配置问题如果能够解决，不仅可以把体育教师从繁重的测试任务中解放出来，让其把更多的精力放在日常体育教学和测试中的问题学生身上，让更为专业的人员处理测试数据，而且会大大降低数据的出错率，为测试更为准确地上报提供保障。

2.1 教师在测试中的职责偏差

作为体育教师，在整个实施测试的过程中所扮演角色就是一名测试实施者，担负着组织、监督、示范讲解和保护的职责。而在高职院校的测试中，体育教师实际上是一个多面手的角色，在本职工作以外，很多体育教师还担负着并不属于自己的职责，如仪器的维护、数据的上报、测试的宣传等。测试的过程本来就是一项烦琐而又细致的工作，而过多的任务只会让体育教师在测试时显得力不从心。甚至有的学校由于学生多、教师少，以致直接让学生干部进行仪器的操作，从而为测试数据的准确性带来隐患。不难看出，教师在测试中的职责偏差主要是由于测试辅助人员过少而造成的。

2.2 教师在测试中思想懈怠

由于《国家学生体质健康标准》每年都要进行测试，渐渐让很多体育教师把测试本身也当成了一项常规任务去完成，只要在每年的 12 月把学生的测试成绩交上去就算完成了任务。在日益松懈的思想下，并没有把《国家学生体质健康标准》当成一项考试去对待，测试过程中出现的要求不严、学生测学生现象屡有发生。再加上测试仪器使用不便，在测试后期还需大量地手工输入测试成绩，如果态度不够严谨、细致，输错成绩的现象更是大有可能。在这种情况下，学生体质状况的提高变得更是难上加难。在调查中发现，51％的学生反映，测试教师没有对测试提出任何要求，且测试过程不严格。还有 39.9％的学生表示，教师只是偶尔在场。甚至有 9.1％的学生表示，在测试过程中，体育教师根本不在测试现场。

虽然在测试过程中，体育教师出现形形色色的思想懈怠现象，但是在调查中得知，98％的体育教师仍然觉得测试成绩至关重要。目前，中央文件明确指出，《国家学生体质健康标准》测试成绩将纳入学校的评优工作以及日常的评估工作。为此，某些高职院校的教师开始格外"看重"测试成绩。有的学校甚至将测试成绩好坏作为评优的标准，实行"一票否决"制。只是以最终成绩为目的的测试工作，是与测试精神相违背的，更会对体质数据的上报工作造成不可挽回的损失。

3. 高职院校实施《国家学生体质健康标准》测试中的学生现状

3.1　学生对《国家学生体质健康标准》测试的认识

学生认为测试很有帮助的占 17.3%，认为一般的占 41.6%，认为无所谓的占 30.5%，认为没有帮助的占 1.6%。不难看出，测试在学生心目中的地位并不是很高。这种情况的出现缘于以下原因：首先，学校的宣传力度不够。在调查的学生中，有 71 人说学校做过相应的宣传工作，占总人数的 7.6%；576 人说学校没有做过任何宣传工作，占总人数的 61.6%；还有 288 名学生表示不清楚，占总人数的 30.8%。如果在学生对测试的内容、意义乃至测试时间完全不知情的状况下就开始测试，绝大多数学生将对测试产生反感情绪。其次，测试属于考试，本身就很难被学生喜欢。再加上每年测试一次，平时的体育课上很少涉及测试内容，久而久之，测试只能越来越被学生所疏远。再次，对测试的认知不准确。因重视自身健康而重视测试的学生只占 27.6%，因为重视奖学金、评优和面子、自尊心而重视测试的学生分别占 38.5% 和 33.9%。因此，学校的宣传部门和体育教师有责任和义务让学生了解测试、熟悉测试，同时建立起正确的测试价值观，进而让测试更准确地反映学生的体质状况。

3.2　学生在《国家学生体质健康标准》测试中出现的问题

测试中的作弊现象。测试的严肃性毋庸置疑。但是，在每年的测试过程中都不乏个别学生为了毕业又或者为了奖学金铤而走险。根据从针对学生测试作弊现象的调查中得知，由于都是由体育教师进行测试，对被测人员比较熟悉，因此替测现象只是偶有发生，占总人数的 0.5%。但是，由于测试人数较多，体育教师难免会出现应接不暇的时候，坐位体前屈、仰卧起坐、引体向上等姿势不标准的现象等都会对测试成绩造成很大的影响。测试动作不规范的占 47.7%，在男生 1000 米跑、女生 800 米跑测试中少跑的占 5.6%，没有作弊的占 46.2%。

测试中的运动损伤。运动本身就会有一定的风险，测试也不例外。由于测试也是一项考试，因此大多数学生会抱着奋力拼搏的态度去参加。在辽宁省某职业学院就出现过，男生引体向上测试，因为没有做好单杠防滑准备，再加上学生力量较差，没能抓紧单杠，以致摔下单杠造成小臂骨折。比较常见的还有，如立定跳远中出现崴脚、50 米跑中摔伤等。此外，由于高职类学生体质状况一再下滑，以致在测试中，男生 1000 米跑和女生 800 米跑也成为高危项目。

作弊和学生受伤都是在测试中不可忽视的问题。这从另一个方面再次给测试体育教师敲响了警钟。对待测试作弊学生一定要从严处理，让学生切身感受到测试本身的严肃性。同时，在测试前做好热身，告诫学生在身体不适的时候一定不要勉强参加测试。对测试器材定期进行检查，排除安全隐患。对于正常的运动受伤，教师应该积极处置，做好学生的安抚工作。

4. 高职院校体育教学与《国家学生体质健康标准》测试的关系

体育教学是指按预定计划和标准而形成的有目的、有组织的教育过程。而它所反映的目标往往就是在体育教师的预期下所能达到的教学结果和标准。

《国家学生体质健康标准》的出台恰好就是对这一结果和标准的检验。改革开放以来，人们的生活水平和身体健康程度日益提高。不可否认，体育课对学生改善体质具有重要作用。它不仅向人们传授运动理论知识，教会人们运动技巧和方法，更为人们养成终身锻炼的习惯打下重要的基础。但是，在调查中得知，目前高职院校学生对体育课的热情正在逐渐减弱，越来越多的学生开始远离运动场。高职院校的体育教学如何才能更好地为学生的健康服务？为此，应该清楚地认识高职院校体育课与《国家学生体质健康标准》测试之间的关系。而现阶段，高职体育教学在内容上与测试的关系并不是特别明显。在测试内容中，只有田径项目中的短跑和中长跑项目与课上内容有联系，其他测试项目在体育课上完全没有涉及。首先，无论是测试方式方法的讲授还是对测试内容的训练，如果在体育教学中没有涉及，平时学生又没有练习，测试成绩的下降是显而易见的。其次，目前高职院校的体育课加入了大量的拓展项目乃至体育游戏，减去了枯燥的身体素质训练，虽然满足了学生兴趣，但缺乏身体素质的训练，对学生在速度、力量和耐力等方面的提高造成了较大影响。所以，《国家学生体质健康标准》测试结果能够在一定程度上反映出日常体育教学的质量。这就要求教育部每年要对上报的学生成绩进行分析研究，从学生比较落后的项目抓起，并加快某些项目与体育教学的融合。在体育课上融入更多的身体素质的内容，通过教学内容、教学方法的改进，提高学生的测试成绩，进而提升学生的身体素质。

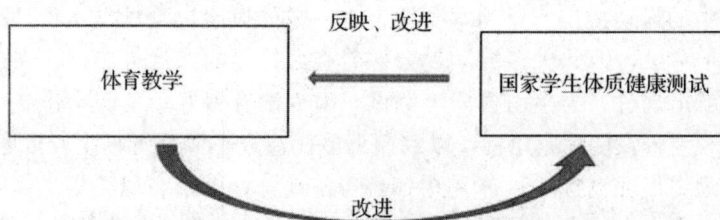

图 3—1　体育教学与体测关系图

（三）辽宁省高职院校《国家学生体质健康标准》测试结果分析

对 10 所高职院校 1000 名在大一、大二学生的测试成绩进行统计分析。

1. 辽宁省各高职院校大一、大二学生体质健康现状统计情况

表 3-2　　　　　　　　大一、大二男女生身高指标统计表

	大一		大二	
	男	女	男	女
身高（cm）	173.4±6.8	161.6±5.6	173.8±6.5	161.8±5.4
体重（kg）	67.7±14.4	56.5±10.3	69.7±17.4	55.9±10.1

表 3-3　　　　　　　　大一、大二男女生体重指标统计表

	大一		大二	
	男（%）	女（%）	男（%）	女（%）
低体重	7.6	4.0	7.8	5.1
正常	66.1	76.3	61.6	77.4
超重	15.2	13.8	16.8	11.8
肥胖	11.1	5.9	13.8	5.7

从表 3-2 可以看出，男生大一测试身高的平均值是 173.4cm，大二是 173.8cm；女生大一测试身高的平均值是 161.6cm，大二是 161.8cm。以年级变量对身高均值做独立样本 T 检验，结果显示，男生、女生两次测试结果无显著性差异。

体重就是身体的质量。表 3-3 反映出，以年级变量对体重均值做独立样本 T 检验，结果显示，男生两次测试结果存在显著性差异，而女生则无显著性差异。大二男生在校的二年，体重指标与大一存在显著性差异。这也反映出男生在进校之前，由于刚经历完高考和比较系统的高中学习，对于身体形态的保持还是比较好的。但是，当他们进入大学生活后，对自身的要求有所松懈，体重出现了明显增长。女生在保持体重方面要好于男生，主要由于女生在入学一年以后更在意自己的外形和身材的匀称，所以两年的比较不具有显著性差异。

大二男生低体重比例变化不明显。但是，正常体重的比例下降，超重、肥胖比例增多。女生低体重、正常比例增高，超重、肥胖现象降低。女生随着年龄的增加，爱美之心也在不断增长，所以想通过运动减肥的人数要远远超过男生。同时，由于女生的生活习惯比男生更为自律，饮食方面也大大低于男生，甚至有的女生为保持体形、体重而节食。所以，女生低体重的人数比例第二年

比第一年增高，超重人数比例比第一年减少。这也说明，体重的增减和运动与饮食都有着密不可分的联系。

2. 辽宁省高职院校学生身体机能现状分析

肺活量一般是用尽全力吸气后再完全呼出的气体量，代表了肺的最大通气量。《国家学生体质健康标准》把原先的肺活量体重指数改为肺活量，其比重也从原先的 20% 下调至 15%。

表 3—4　　　　　　　　大一、大二男女肺活量指标统计表

	大一		大二	
	男	女	男	女
肺活量	3669±770.3	2433.2±573.9	3933.6±793.5	2687±613.8

根据表 3—4 得知，男生第一年的平均肺活量为 3669.6±770.3，第二年的平均肺活量为 3933.6±793.5；女生第一年的平均肺活量为 2433.2±573.9，第二年的平均肺活量为 2687.8±613.8。辽宁省高职院校不论男生还是女生，第二年的肺活量指数都高于第一年，女生第二年的肺活量比第一年存在显著性增长。依据生理发育特点，高职院校的学生身体处于持续发育期。同时，高职学生的课业压力比高中阶段小，学生有更多的时间参加体育课外活动。此外，大学校园里社团活动多，文体活动增加，学生在大学阶段的运动量远远高于高中阶段，也是学生肺活量增加的因素之一。

3. 辽宁省高职院校学生身体素质现状分析

身体素质一般是指身体在运动时展现出来的力量、速度、耐力、灵敏、柔韧等机能。身体素质是一个人体质强弱的外在表现。身体素质与遗传基因有着密不可分的关系。但是，后天的体育锻炼对其造成的影响更为显著。此次《国家学生体质健康标准》测试内容与以往测试内容相比，改动最大的部分是身体素质这一环节。在男生的力量素质中，将投实心球和握力测试改为引体向上。在耐力测试中，取消了台阶实验。同时，将男生 1000 米跑和女生 800 米跑改为必测项目。

3.1 力量素质

力量素质是指人体的某一部分肌肉在收缩、舒张时克服自身或者外部阻力的能力。目前，力量素质的测试内容为仰卧起坐（女生），引体向上（男生）、立定跳远。

表 3-5　　　　　　　　大一、大二男女生力量素质指标统计表

	大一		大二	
	男	女	男	女
仰卧起坐		30.4±8.5		33.5±7.6
引体向上	10.5±6.2		9.5±4.6	
立定跳远（cm）	217.3±24.0	162.6±17.4	221.0±23.4	166.4±15.5

　　女生仰卧起坐测试，第二年的成绩比第一年有显著性提高。究其原因，处于青春期的多数女生开始重视自己的身材比例，如社会上比较流行的"马甲线"、"A4腰"。追求苗条的身材是当代这个年龄段女生的一种时尚。

　　在男生的力量素质方面，引体向上取代了以前的握力和技术性较强的掷实心球，其主要原因是调研报告中男生上肢力量呈现下降趋势。测试内容在操作性和规范性上有了明显的提升，让整个操作变得更有针对性。表 3-6 显示，男生第二年测试的引体向上成绩与第一年相比存在显著性差异。其主要原因还是归结于男生体重的增加，而上肢力量并没有得到增加，导致成绩下滑。

表 3-6　　　　　　　　大一、大二男生引体向上等级分布比例表

等级	大一（%）	大二（%）
不及格	16.7	28.8
及格	42.9	39.5
良好	34.1	30.0
优秀	6.3	1.7

　　引体向上分值比例的增加主要还是针对现阶段大学生力量发展比较薄弱的状况。从数据统计中发现，引体向上是在整个测试成绩中及格率最低的一项。引体向上的不及格率第一年为 16.7%，而第二年上升到 28.8%，男女生优秀率分别为 6.3% 和 1.7%。在对体育教师的访谈中，大家一致认为，导致引体向上及格率低的原因，一方面是学生力量素质的下降；另一方面是在测试内容和标准方面存在一定的问题。

3.2　速度素质

50 米跑作为速度素质的测试项目，是人体快速移动能力的体现。

表 3-7　　　　　　　2015 年、2016 年男女生速度素质指标统计表

	大一		大二	
	男	女	男	女
50 米（秒）	7.4±1.0	9.1±1.0	7.5±1.0	8.6±1.3

此次测试，男、女生 50 米跑第二年的成绩与第一年相比均有显著性差异。在短跑项目中，如果学生没有经历过系统的训练，自身体重的增减对速度的影响还是比较明显的。由于男生在第二年的体重比第一年有所增加，从而测试成绩变差。而女生第二年的体重则有所降低，因此测试成绩好于第一年。

3.3 耐力素质

耐力素质是指机体在一段时间里保持特定强度负荷或动作质量的能力。中长跑的典型项目 1000 米跑和 800 米跑都处于无氧和有氧混合供能，对心肺功能和肌肉耐力具有较高的要求，且需要学生保持一定的意志力，才可能取得好成绩。在近年来国家对大学生进行的体质健康调研中，学生的耐力素质是其中处于下降趋势的一项。而 1000 米跑和 800 米跑在此次标准中设置为必测项目，也是针对近年来学生耐力素质下降而采取的必要措施。同时，台阶试验这个项目退出了历史舞台。其主要原因，有部分学者认为在于"学生上下台阶的规范性和节奏对其测试成绩的影响以及以台阶试验指数评价心血管功能具有'高误差和低相关'的现象"。而男生 1000 米跑和女生 800 米跑受外界干扰的可能性较低，能够更真实地反映学生的素质耐力。

表 3-8　　　　　　　大一、大二男女生耐力素质指标统计表

	大一		大二	
	男	女	男	女
800 米（秒）		254.6±30.4		261.7±40.9
1000 米（秒）	262.7±38.2		265.8±47.0	

表 3-8 显示，男生 1000 米跑、女生 800 米跑两年的测试成绩都存在显著性差异。原因是绝大多数学生进入大学生活以后，虽然体育活动相对高中阶段有所增加，但是由于对健康意识的认识并没有增强，同时在一个相对宽松的学习、生活环境中，生活习惯规律性较以前也有所下降，加之作息时间不规律、体重增加等原因，从而造成现阶段学生耐力素质的下降。

表 3-9　　　　　　　大一、大二女生 800 米跑等级分布比例表

等级	大一（%）	大二（%）
不及格	20.0	31.0
及格	71.2	61.4
良好	6.8	5.1
优秀	2.0	2.5

在此次调研的 10 所高职院校中，8 所院校的体育教师反映，在女生的所

有测试项目中，800 米跑及格率最低。从表 3—9 中也可以清晰地看出，女生第一年 800 米跑的不及格率是 20％，第二年则上升到惊人的 31％，而优秀率仅为 2％和 2.5％。原本女生的耐力素质、心肺功能以及运动中的无氧代谢能力相对男生就比较差，再加上平时运动时间和运动强度远远比不上男生，在考试中往往还会因为体质较差而产生紧张和恐惧心理，因此导致及格率较低。作为体育教师，首先应该从加强学生对中长跑的认识入手，改变女生对 800 米跑谈虎色变的心态。再从思想上引导学生把更多的时间放在室外活动中，让其重视健康的重要性、健康与美丽的关系。只有这样才能帮助女生从根本上适应新的测试内容。在新标准中，男生 1000 米跑和女生 800 米跑成为必测项目，充分反映出有关部门依然重视学生耐力素质的发展。

3.4 柔韧素质

柔韧素质中的坐位体前屈要求的是在静止状态下身体的各关节可能达到的活动限度。

表 3—10　　　　　　大一、大二男女生柔韧素质指标统计表

	大一		大二	
	男	女	男	女
坐位体前屈（cm）	13.4±7.0	15.7±5.7	12.7±5.9	14.1±6.0

作为衡量学生柔韧素质的标准，更多是看人体关节的解剖结构以及关节周围软组织的体积大小及肌腱、肌肉、韧带及皮肤的伸展性。通过体育锻炼可以改善关节的活动限度，进而改善关节周围的肌腱、肌肉、韧带的伸展性。同时，一个人的柔韧性得到了提高，不仅为力量、速度等机能的提高奠定了基础，更能够增强其身体的协调性。与此相反，当人体缺乏锻炼时，柔韧素质也会相应下降，从而增加运动损伤的风险。从表 3—10 可以看出，由于生理结构不同，女生的韧带伸展性更好且更为松弛，所以女生坐位体前屈的成绩要明显好于男生。但是，男生、女生第二年的测试成绩都差于第一年的测试成绩。

4. 辽宁省高职院校学生《国家学生体质健康标准》测试成绩情况分析

对 10 所院校 1500 名学生 2015 年和 2016 年《国家学生体质健康标准》测试成绩的统计见表 3—11。

表 3—11   大一、大二男生 1000 米跑与女生 800 米跑测试成绩分布比例

等级	大一（%）		大二（%）	
	男	女	男	女
不及格	16.6	12.9	20.8	14.5
及格	66.9	79.6	67.2	74.9
良好	15.4	7.2	11.4	10.3
优秀	1.1	0.3	0.6	0.3

男生一年级和二年级的不及格率分别为 16.6% 和 20.8%，上升了 4.2%；及格率为 66.9% 和 67.2%，上升了 0.3%；良好率为 15.4% 和 11.4%，下降了 4.0%；优秀率为 1.1% 和 0.6%，下降了 0.5%。女生一年级和二年级的不及格率分别为 12.9% 和 14.5%。上升了 1.6%、及格率为 79.6% 和 74.9%，下降了 4.5%；良好率为 7.2% 和 10.3%，上升了 3.1%。虽然二年级男生的及格人数比例和二年级女生的良好人数比例略有提升，但是总体成绩处于下降趋势。

二、影响《国家学生体质健康标准》测试成绩下降的原因分析

（一）学生自身缺乏锻炼意识

调查结果显示，高职院校学生的《国家学生体质健康标准》测试成绩呈下降趋势，探究其原因，首先是学生对健康的认识肤浅，缺乏有效的锻炼。

在此次调查中发现，绝大多数学生给自己的健康评分是"中"的占 49.5%。17.1% 的学生对自身的评价是"优"，28.4% 的学生对自身的评价是"良"，还有16.1% 的同学自评是"差"，绝大多数学生认为自己的健康状况很好。

高职学生每天锻炼 1 小时以上的仅为 17.3%。在不参加运动的原因中，67.2% 的学生表示因为犯懒、怕累，学习压力占 15.8%，贪玩占到 12.6%，真正不爱运动的学生只有 4.4%。多数学生能够意识到自己的问题，并希望有所改变。为此，体育教师应该利用好《国家学生体质健康标准》测试出台的契机，让更多的学生理解健康的重要性，克服自身的惰性，调动运动的积极性和主动性。

锻炼动机不明确。在对男生的调查中得知，有 43.1% 的学生认为是锻炼身体和减肥，24.5% 的学生则是因为吸引异性，18.9% 的学生希望提高自己的某项运动技能，13.5% 的学生是为了人际关系和社交的需要。在对女生的调查中得知，有 51.2% 的学生是为了锻炼身体和减肥，33.6% 的学生是为了吸引异性，0.6% 的学生希望提高自己的某项运动技能，14.6% 的学生是为了人际关系和社交的需要。随着年龄的不断增长、思想的成熟，也导致学生对待运动本身产生更为多元的认识。但是，如果带着功利心去参加运动，也就违背了运

动的本质，更不可能收获健康。为此，学校有关部门要及时对现阶段的学生进行正确的价值导向教育和心理疏导，让学生树立起正确的价值观和人生观，从而获得真正的健康。

（二）学校体育课对测试指标的影响

1. 体育课对学生体质健康的影响

体育课担负着传授运动知识和技能、培养学生良好的运动习惯、促进学生体质健康的使命。无论是理论知识的讲解还是运动技巧的传授，都在潜移默化地为学生养成终身体育的观念打着基础。调查结果显示，只有9.8%的学生喜欢现在的体育课，60.1%的学生表示一般，18.6%的学生表示无所谓，2.5%学生表示不喜欢。在被问到影响喜欢体育课的因素时，43.8%的学生认为是体育课内容，27.1%的学生认为是教师，12.9%的学生认为是学校的场地，17.2%的学生认为是自己的原因。

目前，辽宁省高职院校开设体育课的时间一般为3个学期，少数高职院校只开设两个学期的体育课。在调查的院校中，开设体育选修课的学校共有12所，真正能够达到"三自主"教学的学校凤毛麟角。在开设项目的选择上，由于部分院校采取的是男女合班式教学，因此教学内容只能选取男女生都合适的项目，如跳绳、踢毽子和一些拓展项目等。一节课下来，学生的运动强度远远达不到应有的水平，使得体育课发挥的作用变得微乎其微。还有一些高职院校，由于体育设施陈旧、师资力量薄弱，只能开设跑步和足球、篮球项目，导致学生对体育活动的兴趣大打折扣。在教学方式上仍然采用传统的体育教学模式，课堂采用程序化教学，互动性、娱乐性、创新性缺乏。究其原因，一是职业院校的体育教师缺乏培训，长期在教学一线，对新知识的了解不足，同时缺乏对现有教学方法改革和创新的动力。二是体育课不受重视，体育课在学校的整体教学中只是一种"调味品"，体育教师缺乏积极性。所以，如果想通过体育课改善学生的体质状况，必须做到重视体育课、摒弃旧传统、开拓新思路，让学生从内心热爱体育课。

2. 学校的体育氛围对学生体质健康的影响

在学校中，良好的体育氛围不仅有助于激励学生参与体育锻炼的热情，而且更利于让体育锻炼和学生的日常生活相融合，让彼此结合得更紧密。所以，学校应借助校内社团和校代表队等，搭建更多的平台，创造更多条件为学生运动营造良好的体育氛围，激励更多的学生走进运动场。由于目前多数高职院校受体育器材、场地、师资、管理机制等因素的限制，很难为学生创建较好的运动场所。对20所高职院校体育社团和课外俱乐部的调查中获悉，目前学生的体育社团均由学生自发组织，而且多局限于篮球和足球，其他体育项目很少，造成学生的参与面过窄。同时，没有专人指导，多为学生自发练习，人员流动性比较大，以致学生社团很难带动更多的学生长期地参与其中。校运动队的主要任务是代表学校参加比赛。因为高职类院校的体育比赛较少，各学校的运动队也较少，能够参与的学生就更少。2016 年参加辽宁省大学生运动会的高职院校共有 6 所，2016 年参加高职院校足球比赛的学校总共才 4 所。

（三）不良生活习惯对学生体质健康的影响

高职学生在进入大学后，学习压力比高中阶段要轻，校园管理上也远远不如高中时那么严格，多数学生可以按照自己喜欢的方式支配自己的业余时间。这也造成了学生一些不良习惯的产生。如抽烟、喝酒、熬夜玩游戏等。同时，一些男生在饮食上暴饮暴食、不节制、生活无规律，以致体质开始慢慢走下坡路。同时，进入二年级以后，刚踏入校门时的新鲜感明显减少，活力随之减弱，参加社团、运动的次数也明显少于一年级。这也成为高职院校学生体质测试成绩下降的原因之一。

三、辽宁省各高职院校针对学生体质健康成绩下降进行运动处方干预研究实验

（一）辽宁省各高校院校教学实验后学生体质测试成绩对比数据及指标分布情况

两轮教学实验结束以后，各院校实验班与对照班进行 800 米跑/1000 米跑、50 米跑、肺活量、坐位体前屈、立定跳远、仰卧起坐/引体向上测试成绩对比，各项指标（不及格率、及格率、良好率、优秀率）对比情况见图 3-2。

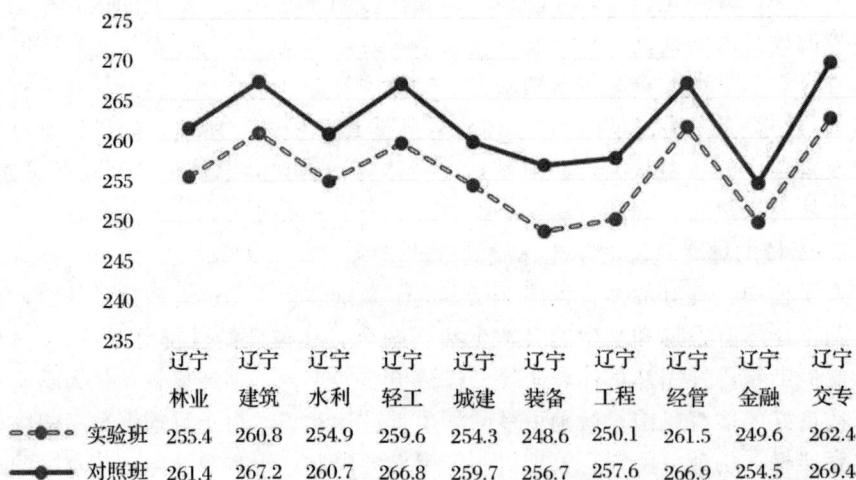

	辽宁林业	辽宁建筑	辽宁水利	辽宁轻工	辽宁城建	辽宁装备	辽宁工程	辽宁经管	辽宁金融	辽宁交专
实验班	255.4	260.8	254.9	259.6	254.3	248.6	250.1	261.5	249.6	262.4
对照班	261.4	267.2	260.7	266.8	259.7	256.7	257.6	266.9	254.5	269.4

图 3-2　各高职院校男生 1000 米跑实验班、对照班耐力素质指标

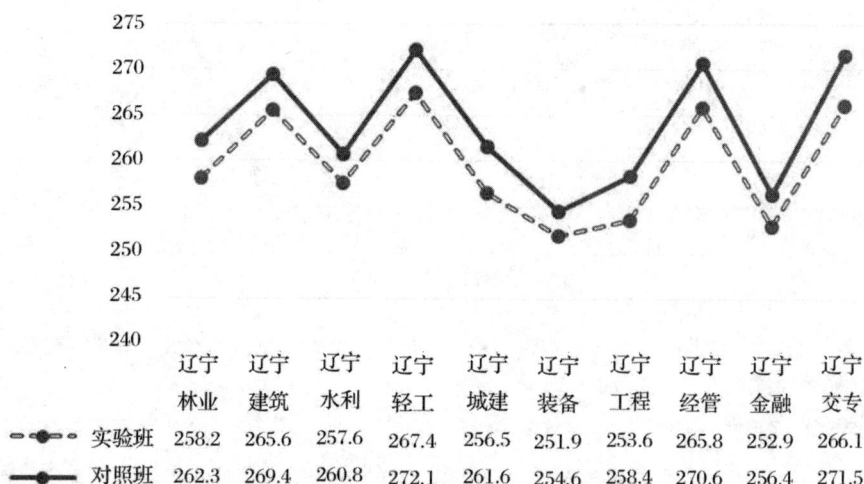

	辽宁林业	辽宁建筑	辽宁水利	辽宁轻工	辽宁城建	辽宁装备	辽宁工程	辽宁经管	辽宁金融	辽宁交专
实验班	258.2	265.6	257.6	267.4	256.5	251.9	253.6	265.8	252.9	266.1
对照班	262.3	269.4	260.8	272.1	261.6	254.6	258.4	270.6	256.4	271.5

图 3-3　各院校女生 800 米跑实验班、对照班耐力素质指标

从图 3-2、图 3-3 可以看出，辽宁装备男女生无论是实验班还是对照班，800 米跑/1000 米跑成绩均好于其他 9 所院校的学生，辽宁林业、辽宁水利、辽宁城建、辽宁工程、辽宁金融处于第二层次，最差的为辽宁建筑、辽宁轻工、辽宁经管和辽宁交专。尽管通过教学实验，实验班学生的成绩好于对照班，但是从学生耐力素质成绩来看，考试作为学生是否积极锻炼的杠杆的作用不容忽视。在这 10 所高职院校中，辽宁装备学生期末成绩，体能测试占40%，辽宁林业、辽宁水利、辽宁城建、辽宁工程各院校或占30%或占20%，而其他 4 所院校均未将耐力素质作为考试项目，最终导致图 3-4 和图 3-5 的结果。

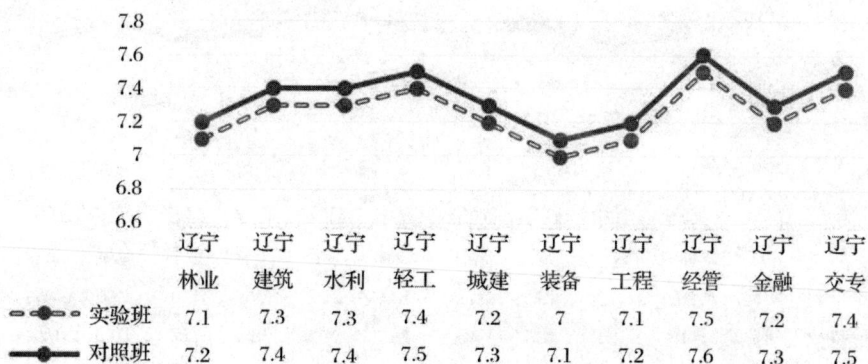

	辽宁林业	辽宁建筑	辽宁水利	辽宁轻工	辽宁城建	辽宁装备	辽宁工程	辽宁经管	辽宁金融	辽宁交专
实验班	7.1	7.3	7.3	7.4	7.2	7	7.1	7.5	7.2	7.4
对照班	7.2	7.4	7.4	7.5	7.3	7.1	7.2	7.6	7.3	7.5

图 3-4　各院校男生 50 米跑实验班、对照班速度素质指标

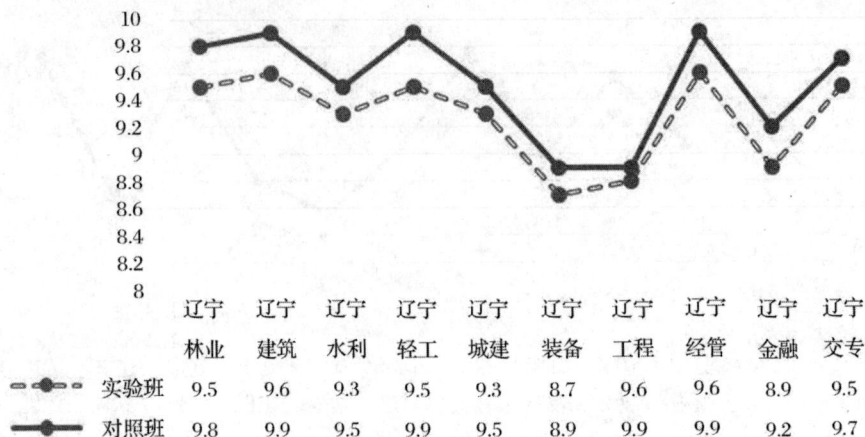

	辽宁林业	辽宁建筑	辽宁水利	辽宁轻工	辽宁城建	辽宁装备	辽宁工程	辽宁经管	辽宁金融	辽宁交专
实验班	9.5	9.6	9.3	9.5	9.3	8.7	9.6	9.6	8.9	9.5
对照班	9.8	9.9	9.5	9.9	9.5	8.9	9.9	9.9	9.2	9.7

图 3—5　各院校女生 50 米跑实验班、对照班速度素质指标

从图 3—4、图 3—5 可以看出，辽宁装备男女生无论是实验班还是对照班，50 米跑成绩均优于其他 9 所院校的学生。辽宁林业、辽宁水利、辽宁城建、辽宁工程、辽宁金融处于第二层次，最差的为辽宁建筑、辽宁轻工、辽宁经管和辽宁交专。尽管通过教学实验，实验班学生的成绩好于对照班，但是从学生耐力素质成绩来看，考试作为学生是否积极锻炼的杠杆的作用不容忽视。在这 10 所高职院校中，辽宁装备学生期末成绩中体能测试占 40%，辽宁林业、辽宁水利、辽宁城建、辽宁工程各院校或占 30% 或占 20%，而其他 4 所学校均未将耐力素质作为考试项目。平时进行身体素质的训练，在耐力素质提高的同时也能够使学生的短跑速度得到大幅度提高。

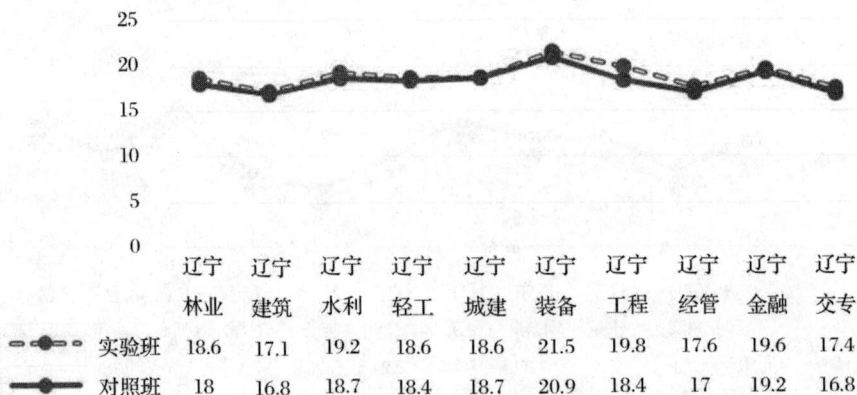

	辽宁林业	辽宁建筑	辽宁水利	辽宁轻工	辽宁城建	辽宁装备	辽宁工程	辽宁经管	辽宁金融	辽宁交专
实验班	18.6	17.1	19.2	18.6	18.6	21.5	19.8	17.6	19.6	17.4
对照班	18	16.8	18.7	18.4	18.7	20.9	18.4	17	19.2	16.8

图 3—6　各院校男生坐位体前屈实验班、对照班素质指标

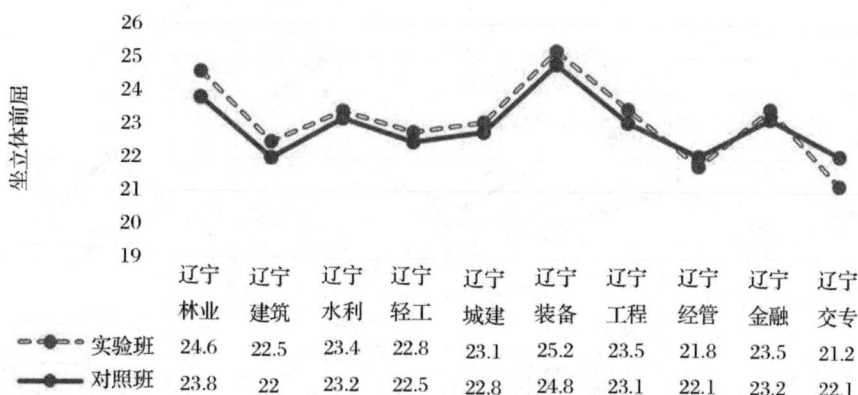

坐立体前屈

	辽宁林业	辽宁建筑	辽宁水利	辽宁轻工	辽宁城建	辽宁装备	辽宁工程	辽宁经管	辽宁金融	辽宁交专
实验班	24.6	22.5	23.4	22.8	23.1	25.2	23.5	21.8	23.5	21.2
对照班	23.8	22	23.2	22.5	22.8	24.8	23.1	22.1	23.2	22.1

图 3-7　各院校女生坐位体前屈实验班、对照班速度指标

从图 3-6、图 3-7 可以看出，辽宁装备男女生无论是实验班还是对照班，50 米跑成绩均优于其他 9 所院校的学生。辽宁林业、辽宁水利、辽宁城建、辽宁工程、辽宁金融处于第二层次，最差的为辽宁建筑、辽宁轻工、辽宁经管和辽宁交专。尽管通过教学实验，实验班学生的成绩好于对照班，但是从学生耐力素质成绩来看，考试作为学生是否积极锻炼的杠杆的作用不容忽视。在这 10 所高职院校中，辽宁装备学生期末成绩中体能测试占 40%，辽宁林业、辽宁水利、辽宁城建、辽宁工程各院校或占 30% 或占 20%，而其他 4 所学校均未将耐力素质作为考试项目。平时身体素质的训练包括各关节的拉伸运动，使学生腿部、腰背部韧带获得锻炼，从而柔韧性大幅度提高。

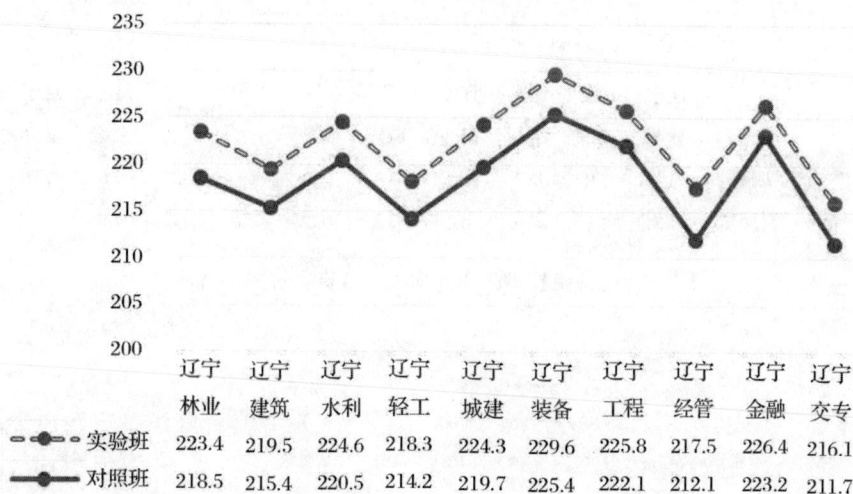

	辽宁林业	辽宁建筑	辽宁水利	辽宁轻工	辽宁城建	辽宁装备	辽宁工程	辽宁经管	辽宁金融	辽宁交专
实验班	223.4	219.5	224.6	218.3	224.3	229.6	225.8	217.5	226.4	216.1
对照班	218.5	215.4	220.5	214.2	219.7	225.4	222.1	212.1	223.2	211.7

图 3-8　各院校男生立定跳远实验班、对照班指标

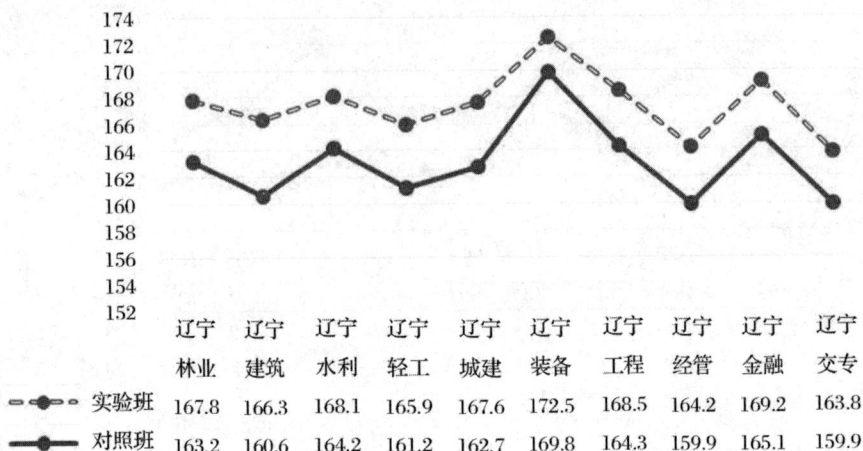

	辽宁林业	辽宁建筑	辽宁水利	辽宁轻工	辽宁城建	辽宁装备	辽宁工程	辽宁经管	辽宁金融	辽宁交专
实验班	167.8	166.3	168.1	165.9	167.6	172.5	168.5	164.2	169.2	163.8
对照班	163.2	160.6	164.2	161.2	162.7	169.8	164.3	159.9	165.1	159.9

图 3-9　各院校女生立定跳远实验班、对照班指标

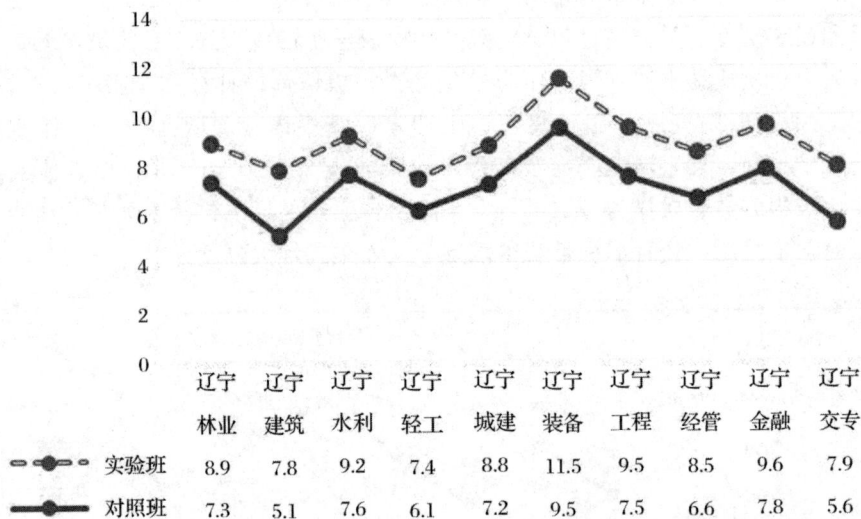

	辽宁林业	辽宁建筑	辽宁水利	辽宁轻工	辽宁城建	辽宁装备	辽宁工程	辽宁经管	辽宁金融	辽宁交专
实验班	8.9	7.8	9.2	7.4	8.8	11.5	9.5	8.5	9.6	7.9
对照班	7.3	5.1	7.6	6.1	7.2	9.5	7.5	6.6	7.8	5.6

图 3-10　各院校男生引体向上实验班、对照班指标

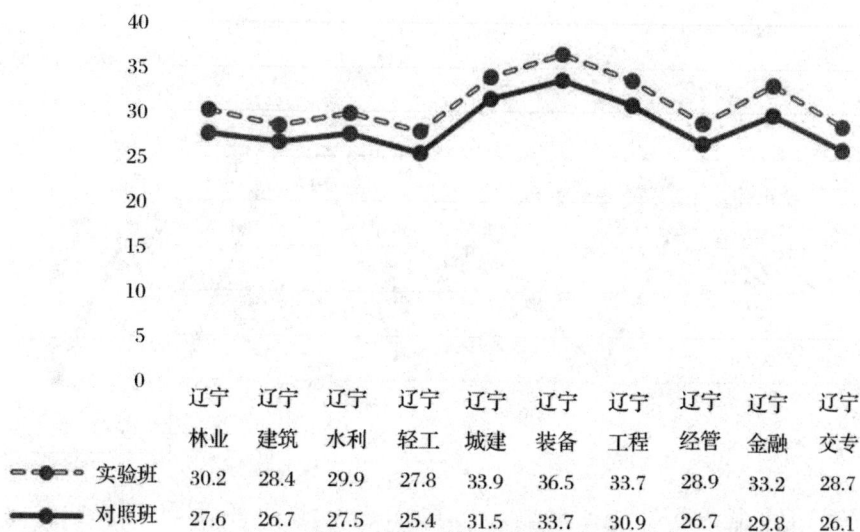

	辽宁 林业	辽宁 建筑	辽宁 水利	辽宁 轻工	辽宁 城建	辽宁 装备	辽宁 工程	辽宁 经管	辽宁 金融	辽宁 交专
- ●- 实验班	30.2	28.4	29.9	27.8	33.9	36.5	33.7	28.9	33.2	28.7
—●— 对照班	27.6	26.7	27.5	25.4	31.5	33.7	30.9	26.7	29.8	26.1

图 3-11 各院校女生仰卧体坐实验班、对照班指标

从图 3-8、图 3-9、图 3-10、图 3-11 可以看出，辽宁装备男女生无论是实验班还是对照班，立定跳远、仰卧起坐、引体向上测试成绩均优于其他 9 所院校的学生，辽宁林业、辽宁水利、辽宁城建、辽宁工程、辽宁金融处于第二层次，最差的为辽宁建筑、辽宁轻工、辽宁经管和辽宁交专。尽管通过教学实验，实验班学生的成绩好于对照班，但是从学生耐力素质成绩来看，考试作为学生是否积极锻炼的杠杆的作用不容忽视。在这 10 所高职院校中，辽宁装备学生期末成绩中体能测试占 40%，辽宁林业、辽宁水利、辽宁城建、辽宁工程各院校或占 30% 或占 20%，而其他 4 所学校均未将耐力素质作为考试项目。平时身体素质训练包括女生腰腹肌力量训练、男生手臂力量训练，以及中长跑的专门性练习、跳跃练习，使学生的各项综合能力均得到了提高。

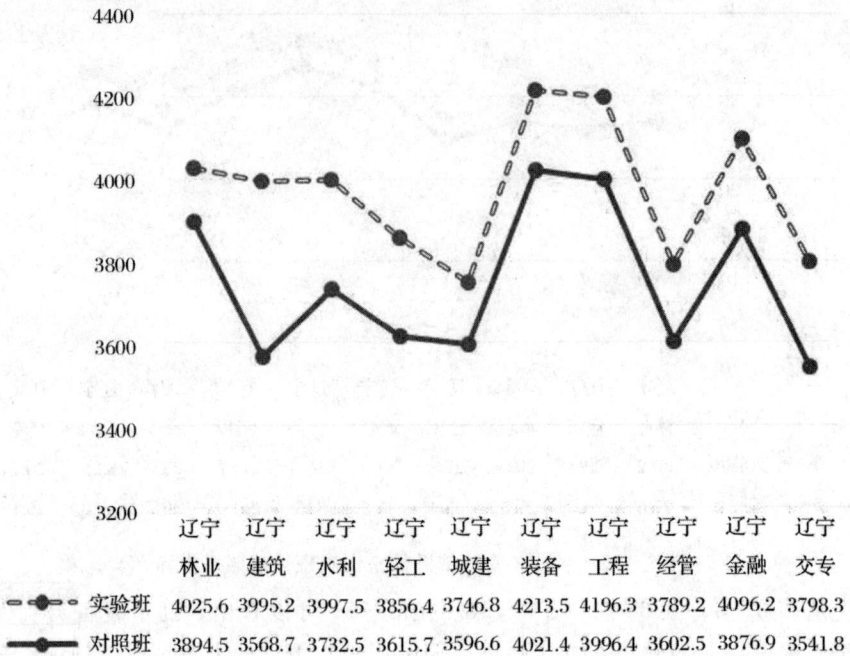

	辽宁林业	辽宁建筑	辽宁水利	辽宁轻工	辽宁城建	辽宁装备	辽宁工程	辽宁经管	辽宁金融	辽宁交专
实验班	4025.6	3995.2	3997.5	3856.4	3746.8	4213.5	4196.3	3789.2	4096.2	3798.3
对照班	3894.5	3568.7	3732.5	3615.7	3596.6	4021.4	3996.4	3602.5	3876.9	3541.8

图 3-12 各院校男生肺活量实验班、对照班指标

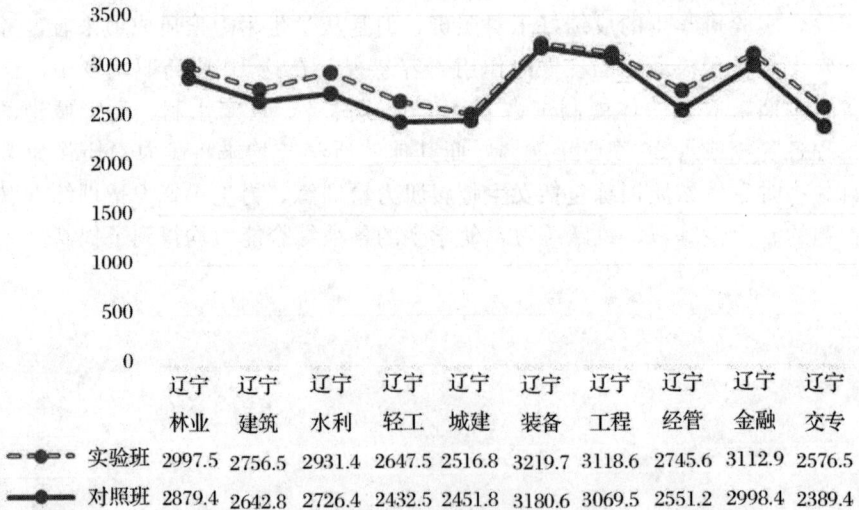

	辽宁林业	辽宁建筑	辽宁水利	辽宁轻工	辽宁城建	辽宁装备	辽宁工程	辽宁经管	辽宁金融	辽宁交专
实验班	2997.5	2756.5	2931.4	2647.5	2516.8	3219.7	3118.6	2745.6	3112.9	2576.5
对照班	2879.4	2642.8	2726.4	2432.5	2451.8	3180.6	3069.5	2551.2	2998.4	2389.4

图 3-13 各院校女生肺活量实验班、对照班指标

从图 3-12、图 3-13 可以看出，辽宁装备男女生无论是实验班还是对照

班，肺活量成绩均优于其他 9 所院校的学生。辽宁林业、辽宁水利、辽宁城建、辽宁工程、辽宁金融处于第二层次，最差的为辽宁建筑、辽宁轻工、辽宁经管和辽宁交专。尽管通过教学实验，实验班学生的成绩好于对照班，但是从学生耐力素质成绩来看，考试作为学生是否积极锻炼的杠杆的作用不容忽视。在这 10 所高职院校中，辽宁装备学生期末成绩中体能测试占 40%，辽宁林业、辽宁水利、辽宁城建、辽宁工程各院校或占 30% 或占 20%，而其他 4 所学校均未将耐力素质作为考试项目。心肺功能与耐力素质训练有着密切的关系。为此，各种短跑练习、弹跳练习、柔韧性与力量练习都能使学生的心肺功能得到极大提高。

3.1.2 各院校实验后学生各项成绩分布情况

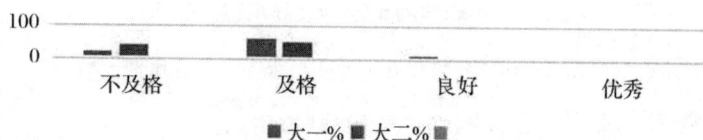

图 3—14

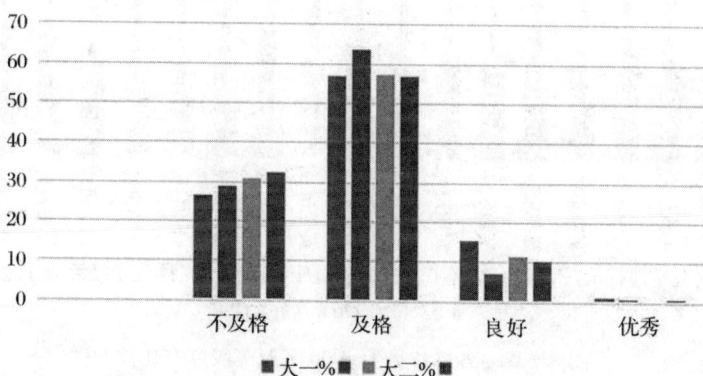

图 3—15

从图 3—14、图 3—15 可以看出，全国大一新生耐力素质成绩均低于大二学生。其中，男生要好于女生。这与男生天生好动好锻炼有关。大一新生在高中阶段为了能够考上好大学，几乎所有高中（重点高中除外）都把体育课停了，学生得不到体育锻炼，身体素质急剧下降。大二学生经过一年体育课的锻炼，身体素质有了大幅度提高。

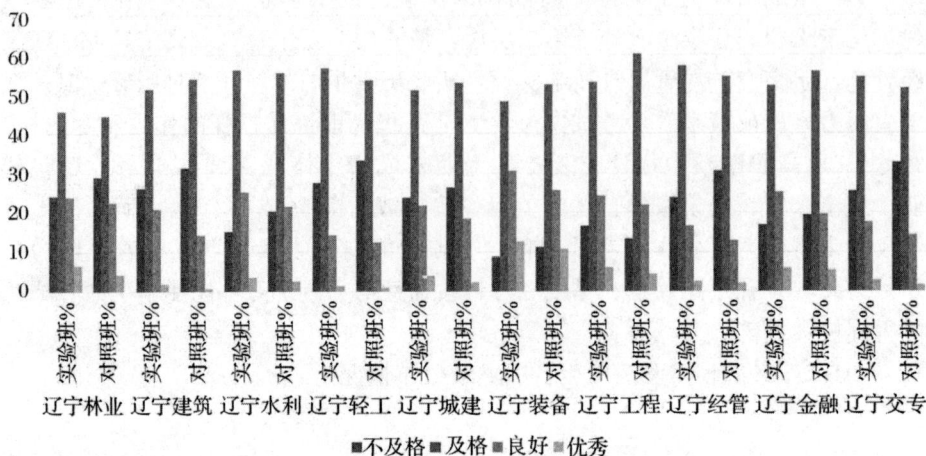

图 3－16　各院校女生 800 米跑等级分布比例

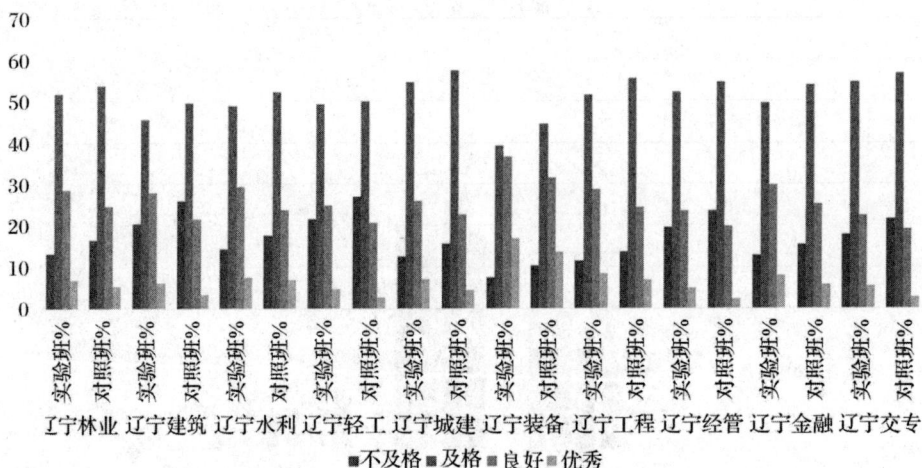

图 3－17　各院校男生 1000 米跑等级分布比例

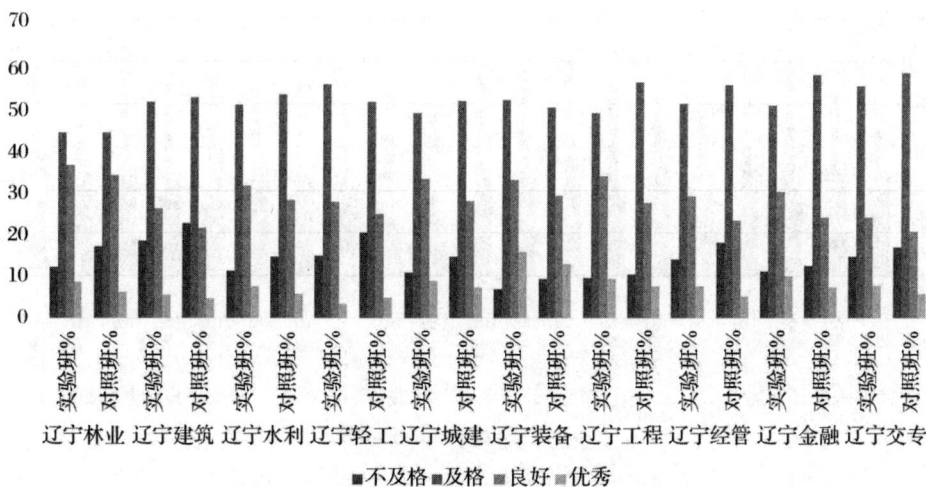

图 3—18　各院校男生 50 米跑等级分布比例

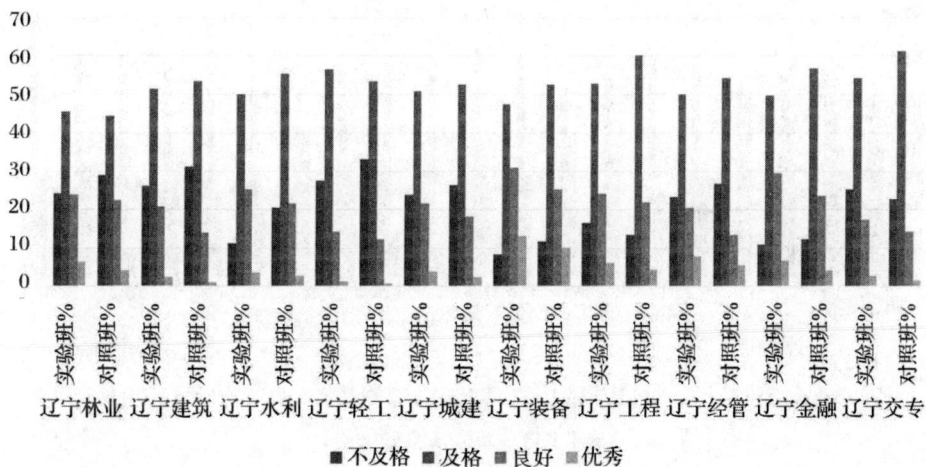

图 3—19　各院校女生 50 米跑等级分布比例

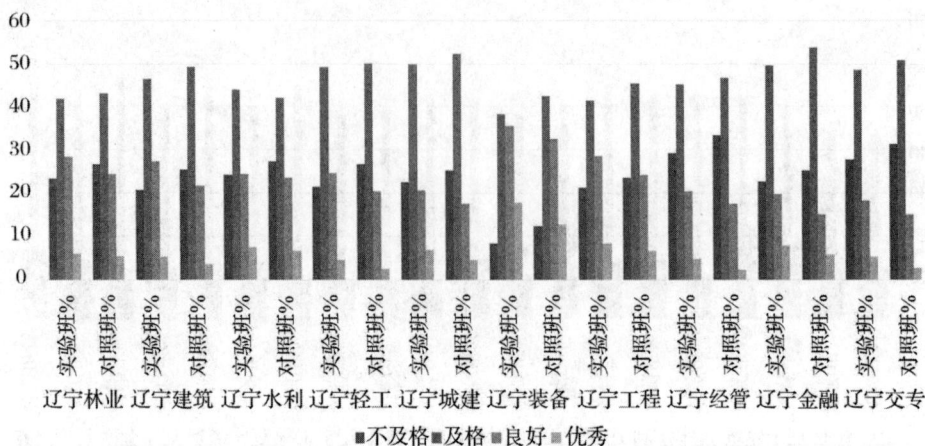

图 3-20　各院校男生肺活量等级分布比例

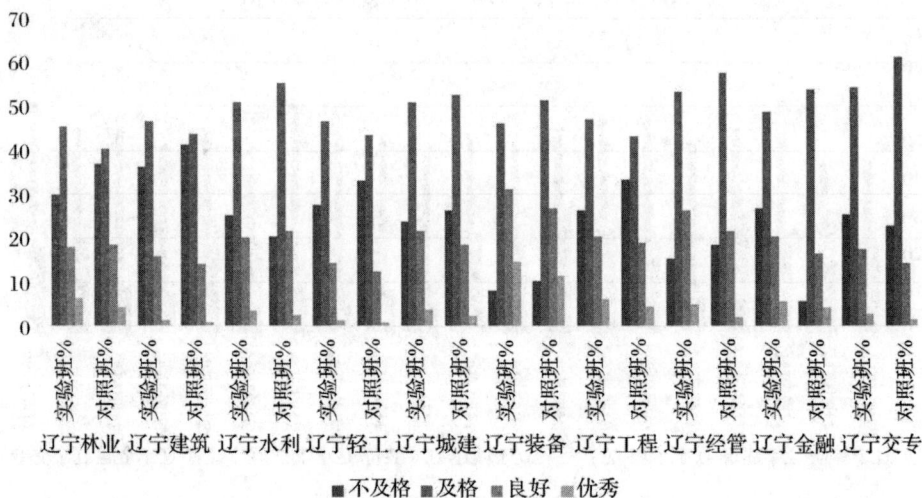

图 3-21　各院校女生肺活量等级分布比例

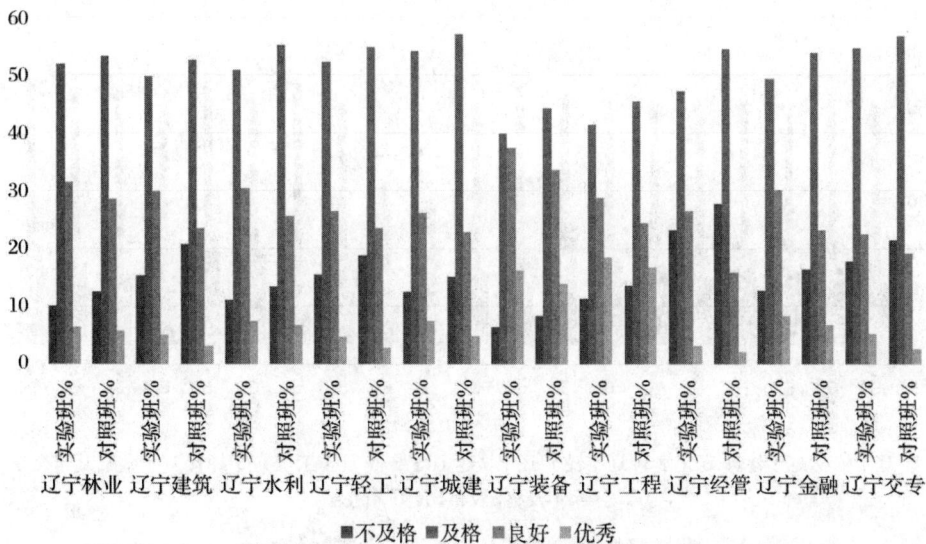

图 3-22 各院校男生立定跳远等级分布比例

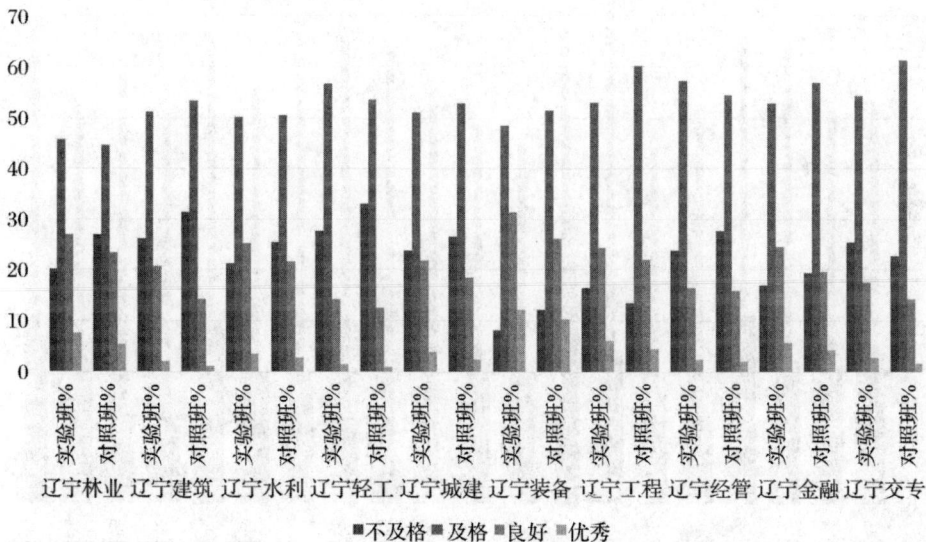

图 3-23 各院校女生立定跳远等级分布比例

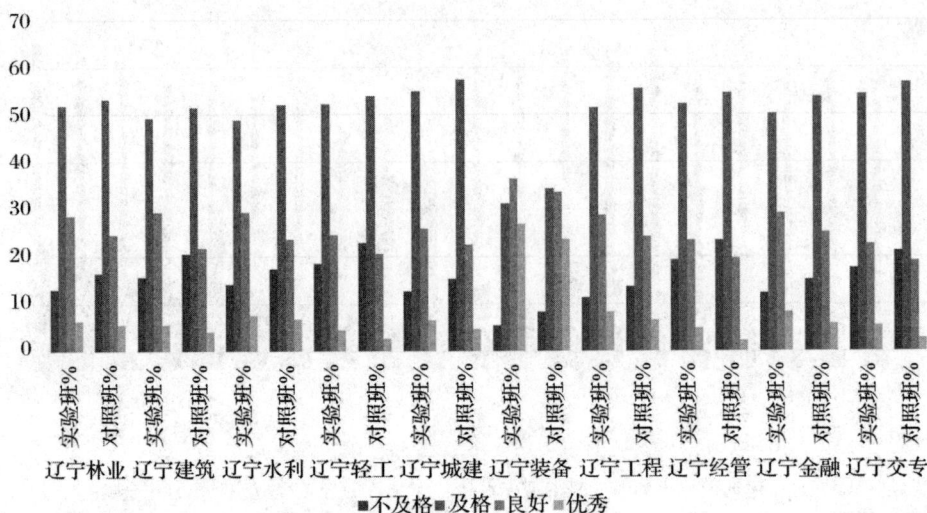

图 3-24　各院校男生引体向上等级分布比例

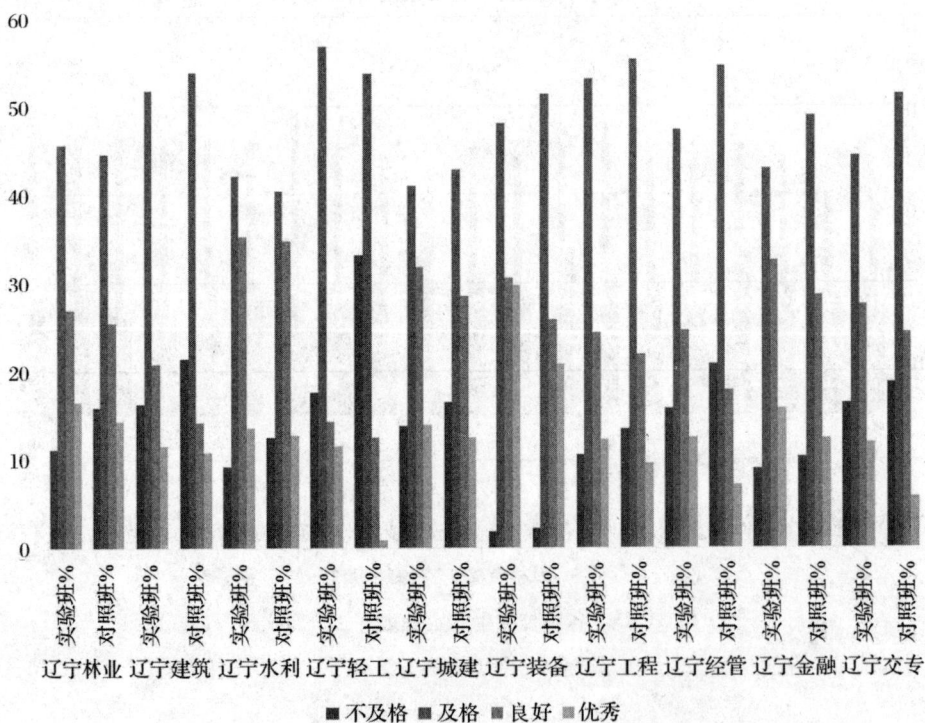

图 3-25　各院校女生仰卧起坐等级分布比例

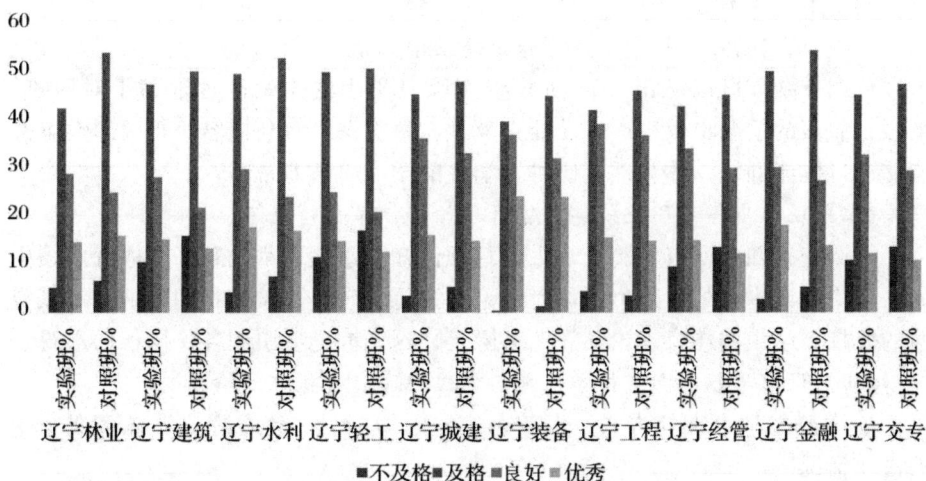

图 3-26　各院校男生坐位体前屈等级分布比例

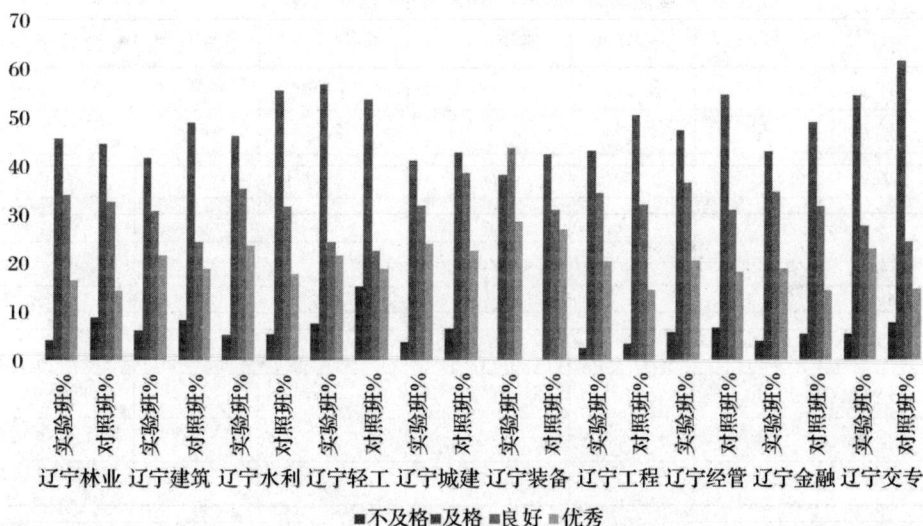

图 3-27　各院校女生坐位体前屈等级分布比例

从图 3-16 至图 3-27 可以看出，运动处方教学对于 10 所院校实验班的学生各项身体素质的提高具有良好的效果。由于辽宁装备体育期末考试身体素质占 40% 的比重，而且不但是实验班的学生，对照班的学生对身体素质的成绩也非常关注，所以辽宁装备的学生各项体质测试成绩均优于其他院校。由于辽宁林业、辽宁水利、辽宁城建、辽宁工程各院校或占 30% 或占 20%，各项成绩处于第二层次；而其他 4 所学校均未将身体素质作为考试项目，所以这 4

所学校学生的成绩最差。

（二）辽宁省各院校学生体育课出缺勤情况

从调查结果可以看出，10 所院校实验班学生的出勤率远远高于对照班，事假、病假的情况也较少。运动处方教学，每次课都有新内容，每次课学生都能够进行体能训练、体育理论研讨，学生的学习热情非常高。

（三）辽宁省各高职院校学生体育理论知识掌握情况

从调查得知，所有实验班学生体育理论知识掌握得都比较好。体育成绩中列入理论考试内容的，学生对体育理论掌握得也较好。没有将理论纳入考试范畴的院校，学生的体育理论知识尤为匮乏。这一问题应引起各位同仁的重视。

（四）辽宁省各高职院校学生新旧考核内容、考核方法情况

1. 各学校体育考核方式、考核内容、耐力项目、体育理论在体育成绩中的占比情况

表 3-12　　　　　　　　体育课考评方式及内容现状

学院名称	平时成绩（％）	理论成绩（％）	800 米/1000 米成绩（％）	选项技评成绩（％）	考评模式	
					考教分离	考教不分离
林业	10		30	60	√	
建筑	50			50		√
水利	40		20	40		√
轻工	10	20		70		√
城建	20		20	60		√
装备	20		40	40		√
工程	30	10	30	30		√
经管	40	10		50		√
金融	30		30	40		√
交专	40			60		√

表 3-12 显示，两所院校把理论成绩纳入总成绩之中，5 所院校将耐力素质纳入总成绩之中，3 所院校只是将平时、技评成绩作为体育成绩的考核内容。以上院校均没有将 4 项内容全部纳入考核内容之中。平时成绩占总成绩 30％以上的有 5 所院校。加强学生的平时考勤没错，但将平时成绩的比重设置较高是否合适，有待各高职院校同仁商榷。

2. 各学校认为更合理的体育考核方式、考核内容

笔者通过对辽宁省 10 所高职院校体育考核体系进行调研，调查结果反映出，各学院针对学生体育课的考核方法以及平时成绩、理论课成绩、耐力素

质成绩和技评成绩均有不同的标准。有两所院校把体育理论课成绩纳入体育总成绩之中，5 所院校将耐力素质成绩纳入体育总成绩之中，3 所院校只是将平时成绩、选项技评成绩作为学生体育成绩的考核内容。调研的 10 所院校均没有将 4 项考核内容纳入体育成绩考核内容之中。平时成绩占总成绩 30％以上的有 5 所院校，加强学生的平时考勤没错，但是将平时成绩的比重设置较高是否合适，还有待各高职院校同仁商榷。

（五）辽宁省各高职院校学生课余体育锻炼变化情况

调查结果显示，学生业余体育锻炼的时间、次数、练习的内容都受到期末体育考试内容的制约。尽管实验班对所有的项目如平时 10％、理论 20％、身体素质 30％、技评 40％都进行全方位的考试，但是依然有少部分学生我行我素。虽然如此，绝大部分学生还是能够为了取得好成绩，为了得到奖学金、助学金、贫特困补助而努力练习。在实验过程中，部分院校依然将体育理论纳入考试范畴。如何真正让考试成为学生课余锻炼的杠杆，还有待于各位同仁进一步研究。

第六节　结论与建议

一、结论

第一，高职院校在体质测试中，学校管理层缺乏统一部署。仅有 25％的院校成立了专门的领导小组，20％的院校设有专门的测试机构，30％的院校在测试前进行专项布置，25％的院校进行过现场巡视和督查。体育教师承担了绝大部分的测试工作，但相关培训不足。

第二，测试基本条件缺乏。测试场地在 150 平方米以上的院校占 25％，100 平方米以下的占 45％，测试时间安排在体育课时间的占 70％，测试仪器的完全使用率不高。

第三，高职院校体育教师充分肯定测试的重要性。但是，在测试中存在思想懈怠的情况。在测试前，51％的教师对参加测试的学生没有提出测试的要求，给测试的准确性和规范性带来了很大影响。

第四，学生对测试热情不高。学生多为应付考试，在测试过程中存在作弊现象。

第五，学生体质测试情况。两年的体质测试数据统计结果显示，随着年龄的增长，男生体重明显增加，身高、肺活量变化不明显。立定跳远成绩有所上升，坐位体前屈、引体向上、1000 米跑、50 米跑成绩都处于下降趋势。女生体重下降明显，身高变化不大。肺活量、仰卧起坐、立定跳远成绩有所上升。坐位体前屈、800 米跑、50 米跑成绩有所下降。

第六，导致学生体质下降的影响因素。学生自身缺乏锻炼，锻炼动机不明确。体育课内容单调、教学方法手段落后、学生不良生活习惯等是导致学生体质测试成绩下降的影响因素。

第七，实验结果。实验结果显示，10 所院校实验班学生的成绩均优于对照班学生的成绩。各院校执行不同的考核内容，对学生体育理论知识的掌握，对学生体育锻炼的时间、次数、锻炼的内容具有很大的影响，同时对实验班的学生也具有不同程度的影响。

第八，运动处方教学效果。实验结果显示，运动处方教学对于学生的学习积极性具有很好的促进作用。

二、建议

第一，以课程改革为导向，促进《国家学生体质健康标准》测试内容与教学内容的融合。

首先，每年一次的《国家学生体质健康标准》测试，无论是测试工作的实施者体育教师，还是亲身经历测试的每个学生，测试在每个人心里更像一次考试、一次任务。在调查的 20 所高职院校中，由于学校场地、师资等因素，69.1％的学生认为现有的体育课与测试项目没有直接关系。另有 53.5％的学生认为有必要把《国家学生体质健康标准》测试的相关内容直接或者间接地加入到体育课中进行练习。目前，三大球和部分田径类项目仍然是高职院校体育课的全部内容，而身体素质训练的课程内容缺乏。而在《国家学生体质健康标准》测试项目，如引体向上、坐位体前屈、仰卧起坐等项目动作在平时的体育课中得不到练习，造成很多同学连正确的动作都不会，严重影响了测试成绩的真实性。如何把身体素质训练内容更好地融入每堂体育课中，让体育课真正成为学生身体素质训练和提高的途径之一，是未来体育课程改革需要考虑的重要因素。同时，如何让体育课的内容在满足学生兴趣的同时又保证运动负荷达到提高学生素质的要求，让体育课回归其本质，需要体育教师在教学手段和方法上加以改革和创新。

其次，课程改革要求将以往的竞技体育模式向快乐易行的体育模式转变，并不是要一味迎合学生的口味，降低体育课的强度。为此，每位体育教师要在满足学生兴趣和增强学生身体素质上探寻更好的教学手段和方法，想办法把学生留在运动场上。一是要培养学生在运动时的愉快体验，进而培养学生的体育意识和兴趣，使学生养成一种体育习惯。在高职院校的体育教学中，一定要充分重视职业类学生的自主性和独立性都低于普通高校的现状，因人因材施教。二是新的教学模式是要让情感因素在教学中占有一席之地，要与学生共进退、同荣辱。在教学中，要以教师为标杆，通过一系列对比，让学生产生"胜过"教师的想法，然后教师再向学生发起挑战，让这种"你争我赶"的局面更好地促进教师和学生之间的融合。课下，利用智能手机、智能手表的定位与记步数等功能对学生的运动情况进行远程监控，从而让学生之间形成一种"步数"竞争，让体育课融入生活，使锻炼无处不在。新的教学模式不仅强调平时的体育课，更要努力拓展体育选修课，如开展学生社团活动和组建高水平运动训练队。让课上、课下形成一个有机的整体，进而形成一种体育文化，最终营造一定的体育氛围。同时，要加大校园体育文化的宣传力度，通过微信、微博等媒介向学生传递关于运动的方法和信息，从更为多元的角度，为实现《国家学生体质健康标准》测试的目标保驾护航。

第二，加强宣传，统一思想，改变测试的组织与管理方法，提升对测试的重视程度和监管力度。

2014年出台《国家学生体质健康标准》的本质是希望通过测试了解掌握学生的体质健康状况，为提高青少年的体质健康提供真实有效的数据，为国家制定政策方针提供参考。同时，通过测试让学生意识到自身存在的问题，有针对性地进行锻炼。在调查的高职院校中，对《国家学生体质健康标准》测试进行有效宣传的只有 4 所，仅占 25％。调查发现，92.4％的学生并不知道测试的目的和意义，只是认为每年增加了一次体育考试而已。所以，这种任务式的测试与国家颁布《国家学生体质健康标准》测试的精神是背道而驰的。自从教育部在 2007 年实施《国家学生体质健康标准》测试，到 2014 年组织全国 17 所高校的专家学者，对《国家学生体质健康标准》测试进行修订，其目的是为了能够更好、更有效地改善学生的体质状况。党的十八届三中全会更是提出，学校的体育改革要"强化体育课和课外锻炼，促进青少年身心健康，体魄强健"的口号。为此，院校领导要加强对学生的宣传，发挥体育教师、班主任、辅导员的宣传作用。每所高职院校还要成立专门的数据分析小组，第一时间对测试数据进行统一处理、分析，及时发现学生体质健康存在的问题，采取有效措施解决问题，真正做到通过《国家学生体质健康标准》测试，推动学生体质健康工作的开展。在组织管理上，各院校应该对每位测试教师进行上岗前的培训和动员。这样不仅能够使其熟练地操作测试仪器，更有利于在第一时间解决测试中的突发情况。在测试过程中做到最少两位教师在场，一个使用仪器兼维持秩序，一个记录成绩。在测试过程中，对于作弊的学生一定要从严处理，绝不手软。作为监管部门，要对各院校实施《国家学生体质健康标准》测试过程和结果进行抽查，力求做到不走过场，让《国家学生体质健康标准》测试的数据更真实地反映学生的体质健康状况。

第三，提高教师的专业技能和水平，努力改进教学手段，为实现《国家学生体质健康标准》测试的目标保驾护航。

《国家学生体质健康标准》测试只是一种检测学生体质健康的手段。在检测完成以后，如何从检测中发现问题并解决问题，最终达到改善青少年体质状况的目的，这才是《国家学生体质健康标准》测试的根本意义和目的所在。要解决这个问题还是要回到体育课的本质上来。体育课的任务之一就是改善青少年的体质。而在体育课上，体育教师的专业技能和水平又是制约一节体育课好坏的重要因素。因此，提高体育教师的专业技能和水平显得格外重要。目前，高职院校对待体育教师的重视程度还不够，体育教师的再培训缺乏，专业技能水平落后，很难满足学生多方位的需求。同时，每位体育教师也要提高对专业技能和水平提高的重视程度，增强自主学习意识，对待自己的短板更不能遮遮掩掩、得过且过。只有这样，在两方面的积极配合下，高职院校体育教师的专业技能和水平才能得到长足的进步。

第四，建立完善的考核体系。在设定合适的考评内容的同时，对于平时成绩、体育理论成绩、身体素质测试、运动技术评价所占比重，还有待各位同仁仁者见仁智者见智地提出更合理的考评比例。

三、研究的不足

本研究的开展虽然遵循了教育科学研究方法，但在以下方面仍存在不足之处：一是受某些客观因素的制约，只选择了辽宁省 10 所高职院校 1000 名学生两年的测试成绩作为研究对象，样本量不够大，数据分析具有一定的局限性。二是问卷调查由于受现实条件的限制，可能存在一定的抽样误差和统计误差。三是测试成绩数据无法保证百分之百真实准确，两者均可能对分析结果造成一定的影响。四是受个人研究能力限制，本研究的深度有待扩展。

第二部分　新时代高职体育教学改革研究

第四章　从"2＋1＋X"教学模式探索高职体育教学改革

导读： 自教育部、国家体育总局 2002 年联合下发《学生体质健康标准》以来至今已有 10 多年时间。从 2005 年、2010 年、2015 年三次国家体质普查结果来看，学生虽然在身高、体重、胸围等身体形态发育水平上有所提高，"豆芽菜"体形继续得到改善，学生的营养状况明显改善，且几种常见疾病的患病率下降，但与 1985 年、1995 年相比，学生的身体素质仍然呈全面下降趋势，特别是反映肌力、耐力和柔韧性的素质指标下降幅度较大，反映肺功能的肺活量指标继续呈下降趋势。高职院校作为我国普通高等教育的重要一环，肩负着培养高技能人才的重任。

本课题组通过调研走访辽宁省多家高职院校，了解辽宁省高职院校体育课教学的实际情况以及体育课教学模式的现状，然后制订相应的实验方案，在辽宁建筑职业学院 2014 级、2015 级的排球选项课教学中进行"2＋1＋X"教学模式教学实验。通过两个学期两轮的教学实验，获得了较为理想的实验结果。本研究旨在为辽宁省其他高职院校体育课教学模式的改革提供一定的借鉴和参考。

第一节　引　言

随着全球性教育改革的深入，我国体育教育也发生着重大的变化，革新传统的教育面貌、研究和探索未来的教育已是摆在人们面前的紧要问题之一，党的十六大提出要"以人为本"进行社会主义建设，党的十七大提出"优先发展教育"，"全面贯彻党的教育方针，坚持育人为本，德育为先，实施素质教育，提高教育现代化水平"。科学发展观的核心是以人为本。

现代教育不仅重视知识、技能的传授，更加重视能力和习惯的培养，作为高校教育组成部分的体育也不例外。目前，我国的高校体育教学模式存在着种种弊端，不能有效地促进大学生体育能力和习惯的培养。因此，必须对现行的教材体系、教学模式、教学方法进行改造和改进，努力培养学生自我完善的能力，提高学生对自我身体锻炼重要性的认识，使之具有终身锻炼的习惯和能力，不仅在学生时代，而且在进入社会后，在任何情况下都能自觉、独立、自主地从事身体锻炼，以保持体育教学效益的连续性。

如何把身体素质练习内容、体育理论教学内容以及体育运动技能有机地结合起来，体现在每次体育课上的教学模式还没有人尝试，其教学效果如何也不得而知。本课题通过教学实验作出新的尝试，将以上三者有机结合，同时将课内教学与课外体育锻炼有机结合的实现课内外一体化，旨在为省内体育界同仁的教育教学探索一条新路。

第二节　研究目标

第一，辽宁省各高职院校体育理论课缺失，学生身体素质练习内容安排缺失，造成学生身体素质普遍下降，学生没有科学的理论做指导，不能科学地指导自己的锻炼。

第二，省内各高职院校体育教学部门应改变现有的体育教学模式，增加体育理论知识教学内容的开设，增加学生身体素质练习的课时，分派体育教师下到各体育俱乐部或体育协会，指导学生体育技能的掌握。

第三，针对高职院校传统运动技能教学模式，如启发式、领会式、选择制式、小群体、成功体育、快乐体育式、体育锻炼、发展学生主动性、情景式教学模式等的研究居多，而针对提高学生身体素质、体育理论水平提升，对在正常选项之外的健走、慢跑、瑜伽、太极拳、游泳等适合于长久锻炼的运动项目的指导学习的研究欠缺。本研究在充分了解省内各高职院校体育教学模式基础上，在辽宁建筑职业学院推出了"2＋1＋X"教学模式，并取得了一定的经验。本研究旨在切实提高学生的身体素质、体育理论水平，为学生终身从事体育锻炼打下坚实的基础。

第三节　高职院校体育课教学模式研究现状

一、传统的体育教学模式的影响

第一，传统的体育教学模式强调"四部曲"（从开始到准备、从整队到编队、从讲解到示范、从学习到复习），学生真正的练习受到影响，整个过程束缚了体育教师的思维方式，使教师身陷规定的教学模式之中，对课的几个部分限制过死，从形式到内容过分突出基本部分的作用而忽视其他部分的教育和培养作用，学生也无法提起兴趣来，从而造成学生出现喜爱体育而不喜欢体育课的局面。

第二，传统的体育教学模式、方法比较陈旧落后。在"学科中心论"的影响下，体育课必然以教师为中心，把学生置于"被管理、被训练"的被动地位。由于考虑传技教法多，考虑学生主体活动中的方法少，强调程式化、成人化、专业化、训练化教学模式，造成学生对体育课产生厌学情绪，使学生兴趣、爱好、特长、个性的发展都受到限制。

第三，传统的体育教学模式在体育教学过程中常采用"填鸭式"，教师讲解、示范成为体育教学中最常用的方法。教师讲解与示范反反复复，学生机械地按教师的要求练习，学生的智力得不到开发，思维受到限制，心理受到压抑，创造力更是难以培养。

第四，传统的体育教学模式是在应试教育的理论与实践中生长并形成的一种固定模式，片面强调身体锻炼而忽视对学生的全面培养和教育，不以大多数学生为主要教学目标。这与当今时代要求全面提高学生的综合素质是相悖的。

二、现代体育教学模式的主要特点

第一，体育教学模式是指在一定教学思想或教学理论指导下建立起来的较为稳定的体育教学活动结构和活动程度。现代体育教育方法以发展学生的自主能力和乐趣为主，使教师有更多的主动权去选择教材教法。近年来，陈琼的《"传统式"与"快乐式"体育教学刍议》"快乐式教学"、徐晓梆的《能动式体育教学模式的构建与实践研究》"能动式教学"、孟庆财的《"尝试成功"体育教学模式探讨》"成功式教学"、王征的《发现式教学模式之研究》"发现式教学"、任肇祥的《大学体育课俱乐部教学模式的可行性研究——以宿州学院为例》俱乐部教学模式等多种教学方法为体育教育开拓了新的天地。

第二，在现代体育教学过程中，学校的体育教学要把快乐还给学生，学生在体育课中的活动气氛热烈、兴趣浓厚、自主性较强，充分体现以教师为主导、以学生为主体、以练习方法为主线的体育教学思想。

第三，现代体育教学以"健康第一"为指导思想，从培养学生的兴趣入手，引导学生走向"终身体育"。有兴趣才能使学生爱好体育，有爱好才能培养学生运动的特长，有爱好与特长才能使学生养成自觉参加体育锻炼的习惯，才能真正使学校体育起到"终身体育"的作用，即学校体育教学的内涵应为兴趣、爱好、特长（爱好＋特长）、习惯、终身体育。

第四，培养学生体育兴趣、爱好，全面增强学生体质，增强学生终身进行身体锻炼和接受体育指导及教育的意识，树立"健康第一"的指导思想。这正是我们在体育教学过程中最终所要追求的。

第五，无论哪一种教学模式，基本上都是把技术技能的学习与身体素质练习相结合。单纯的技术技能学习、体育理论的学习多是利用风雨天在室内教学，或安排在期初室内引导课中进行。但是，将身体素质练习、体育理论学习与技术技能学习三者结合到一起的教学模式目前还没有。

第四节　研究对象与研究方法

一、研究对象

辽宁建筑职业学院 2014 级、2015 级学生各 100 人，其中每个年级各随机选出 60 名男生、40 名女生，组成一个实验班（组）、一个对照班（组）。2014 级学生参加第一轮教学实验，2015 级学生参加第二轮教学实验。

二、研究方法

（一）文献资料法

通过 CNKI 期刊网和有关网站查阅我国近 10 年来关于大学生尤其是高职院校体育教学模式方面的文献资料 100 余篇，专业书籍 10 余部，从而为本课题的理论研究和实证研究做充分的理论准备。

（二）访谈法

访问省内体育理论方面的专家 10 人，对体育教学模式研究的内容、指标体系广泛地征求专家意见。

（三）教学实验法

分别于 2015 年 3 月至 2015 年 7 月、2015 年 9 月至 2016 年 1 月两个学期进行两次教学实验。

（四）问卷调查法

根据研究需要，本课题对辽宁建筑职业学院等 10 所高职院校的体育教师、体育教研室主任进行问卷调查。

（五）数理统计法

利用 SPSS17.0 对相关数据进行分析。

第五节　研究结果与分析

一、研究结果

（一）概念的界定

1. 模式

"模式"一般指的是"可以作为范本、模本、变本的样式"。因此，它必然是相对稳定的，并且这种稳定性来源于实践的证明以及自身的不断修正。

2. 教学模式

教学模式就是在一定的教学思想指导下，围绕教学活动中的某一主题，形成相对稳定的、系统化的和理论化的教学范型。

3. 体育教学模式

体育教学模式的定义为：在一定教学思想和理论指导下，在特定的教育环境中为完成体育教学任务而建立起来的相对稳定的、不同类型的教学基本结构或框架。也有人将体育教学模式定义为"体现某种教学思想或规律的体育教学活动的策略和方式"。它包括相对稳定的教学群体和教材、相对独特的教学过程和相应的教学方法体系。

4. "2＋1＋X"教学模式

"2＋1＋X"教学模式，"2"指在每次体育课中进行 10～15 分钟的体育理论知识的传授，进行 25～30 分钟的身体素质练习；"1"是指学生在入学一年级选择连续 3 个学期的选项教学项目（即在学生入校以后，每个学生按照自己的兴趣、爱好，选择某一运动项目，如足球、篮球、排球等，连续学习 3 个学期，其间不得更改学习项目）；"X"指在课外体育俱乐部或体育协会中为终身体育打基础的体育锻炼项目，如健身走、慢跑、太极拳、瑜伽等适合学生终身从事体育锻炼的体育项目，通过每次体育课，把体育理论课教学内容、身体素质练习内容和选项教学内容合理地安排在一起，课上与课外有机结合的一种新的教学模式。

二、教学实验

（一）教学实验前的准备工作

1. 两次教学实验前，实验对象与对照对象的选取

第一轮实验以辽宁建筑职业学院 2014 级大二学生为实验和对照对象，分

别选取男生 60 人、女生 40 人。经过身体素质测评，选取的学生排球技术测试各项成绩基本均衡，都没有接触过排球。实验班与对照班随机各选取男生 30 人、女生 20 人。

第二轮实验以辽宁建筑职业学院 2015 级大一学生为实验和对照对象，选取方法同第一轮实验选取方法。

2. 两次教学实验教学时数、行周、上课时间的安排

两次教学实验，教学行周、教学时数、上课时间均一致。教学行周：12 周；教学时数：24 学时；上课时间：90 分钟。

3. 两次教学实验教学计划

第一轮教学实验实验班：执行新的教学计划；第二轮教学实验在总结第一轮教学实验的基础上，经修改后形成新的教学计划。两次对照班执行的均为原教学计划。

（二）学生活动

1. 两次实验上课出勤情况

两次实验都是从正常教学行周第二周开始执行。辽宁建筑职业学院每学期的体育课为 14 周，每周每班 2 学时体育课，采用合办分组选项上课形式。第一周体育课为室内引导课，外加上学期体育不及格统一补考时间。所以，从第二周开始试验。

表 4－1　　　　　　　学生上课出勤情况表（第一次实验）

	迟到（人次）	早退（人次）	旷课（人次）	事假（人次）	病假（人次）
实验班（50 人）	9	0	0	6	5
对照班（50 人）	15	7	13	23	17

表 4－2　　　　　　　学生上课出勤情况表（第二次实验）

	迟到（人次）	早退（人次）	旷课（人次）	事假（人次）	病假（人次）
实验班（50 人）	2	0	0	2	4
对照班（50 人）	5	5	3	12	10

表 4－1、表 4－2 反映出，从整个 12 周 12 次课的上课情况来看，实验班学生的迟到、早退、事假、病假以及旷课人次明显低于对照班的学生。在教学之初，教师对于两个班的学生都提出明确要求，并且一再重申上课纪律。但是，对照班的一些学生依然故我。经过调查了解到，对照班的学生认为，体育课考核内容为平时 50 分，技评 50 分，而且一学期技评只考一项或两项，课上的时间非常充裕，所以很多学生心生厌倦，多次出现胆大的学生直接早退、旷

课，胆小的学生变着法请假的现象，以此逃避体育课。

实验班的学生则不同。第一轮实验，实验班 50 人在 12 次课中仅出现 9 人次迟到、6 人次事假和 5 人次病假。第二轮实验，实验班 50 人在 12 次课中仅出现 9 人次迟到、6 人次事假和 5 人次病假。学生们反映，每次课都有 30 分钟的身体素质练习内容，而且授课内容不断翻新。在身体素质练习结束时，教师统一安排同学们休息。在休息的时候，大家团团围坐。教师每次课都进行专题性质的理论讲座。同学们非常喜欢这种授课方式，既得到了休息，又能通过教师的讲授，探讨、研究、学习理论知识，丰富自己体育保健、运动休闲等方面的知识。理论讲授结束，进入到选项课教学内容。整堂课进行身体素质练习 30 分钟，理论学习 10 分钟，约 50 分钟时间进行选项练习。技评考试为两项：一为正面双手垫球技术；二为正面双手传球技术。两项内容的考试方法与对照班的考试方法完全一样，都是两人一组，相隔 4～5 米对垫或对传。满分为 50 个，30 个为及格。由于时间紧、任务重，课上所有的学生都不能也不敢偷懒，甚至在课余时间自己练习。学生上课的氛围特别好。所以除非不得已，很少有学生早退、旷课、请事假和病假。

2. 体育保健及相关理论的掌握情况

表 4-3　　　　　体育理论知识掌握情况对照表（第一次实验）

	体育保健知识	体育锻炼基本知识	运动损伤急救	科学安排锻炼项目	科学减肥	运动量、运动强度的控制
实验班（50 人）	37	50	50	50	41	50
对照班（50 人）	4	7	2	0	3	0

表 4-4　　　　　体育理论知识掌握情况对照表（第二次实验）

	排球基本理论	体育锻炼基本知识	运动损伤急救	排球裁判法	科学减肥	运动量、运动强度的控制
实验班（50 人）	50	50	50	50	50	50
对照班（50 人）	0	7	2	4	3	0

表 4-3、表 4-4 显示，实验班的学生通过课上理论专题讲座，对以上调查内容都有所了解。而对照班学生则通过其他渠道，如电视、电脑、手机等媒体对相关内容了解一些，但知之甚少、不全面。理论专题讲座激发了学生学习了解有关运动保健、科学减肥等知识的热情。现在学习手段多种多样，但是能不能主动学习、学什么很关键。很多学生从幼儿园开始一直到大学，很少接触体育理论、体育保健方面的知识，绝大多数学生在体育锻炼时不知道如何控制自己的锻炼方法、锻炼手段、运动量、运动强度，以致往往造成不该发生的运

动损伤的发生。

3.体质监测指标情况对照

表 4－5　　　　体能测试成绩对照表（男生）（第一次实验）

	50 米跑（秒）	立定跳远（cm）	引体向上（个）	坐位体前屈（cm）	1000 米跑（秒）	肺活量
实验班50人平均成绩	6.9±0.3	241.9±5	13.7±2	25.6±5	232±10	4378±200
对照班50人平均成绩	7.3±0.3	234.6±5	7.4±2	24.4±5	257±10	3865±200

表 4－6　　　　体能测试成绩对照表（女生）（第一次实验）

	50 米跑（秒）	立定跳远（cm）	仰卧起坐（个）	坐位体前屈（cm）	1000 米跑（秒）	肺活量
实验班50人平均成绩	9.2±0.3	168.3±5	35.1±3	28.4±5	239±10	2974±200
对照班50人平均成绩	9.6±0.3	162.7±5	28.6±3	26.7±5	258±10	2652±200

表 4－7　　　　体能测试成绩对照表（男生）（第二次实验）

	50 米跑（秒）	立定跳远（cm）	引体向上（个）	坐位体前屈（cm）	1000 米跑（秒）	肺活量
实验班50人平均成绩	6.8±0.3	242.3±5	14.1±2	27.2±5	228±10	4512±200
对照班50人平均成绩	7.4±0.3	232.2±5	7.5±2	23.5±5	261±10	3715±200

表 4－8　　　　体能测试成绩对照表（女生）（第二次实验）

	50 米跑（秒）	立定跳远（cm）	仰卧起坐（个）	坐位体前屈（cm）	1000 米跑（秒）	肺活量
实验班50人平均成绩	9.1±0.3	170.2±5	36.6±3	30.1±5	235±10	3035±200
对照班50人平均成绩	9.7±0.3	161.5±5	27.7±3	26.7±5	259±10	2582±200

表4－5、表4－6、表4－7、表4－8均显示，在6项体能测试中，只有坐位体前屈一项实验班和对照班差距不明显，其他5项差距非常明显。在6项体能测试中，各项均有显著差异。通过12周的教学实验，每次课都安排耐力素

质练习，并将力量、速度、柔韧性、协调性等练习内容穿插其中。新的教学模式激发了大部分学生的锻炼热情，教师每次课留的课后锻炼内容、课后查找体育理论知识，学生都能够很好地去执行。而单纯地依靠一周一次课上 90 分钟的练习远远达不到有效提高学生各项身体素质的要求。

4. 技评考核表

表 4—9　　　　　　　　　技评考核表（第一次实验）

	正面双手垫球技术								正面双手传球技术							
	50—46	45—41	40—36	35—31	30—26	25—21	20—16	15—11	50—46	45—41	40—36	35—31	30—26	25—21	20—16	15—11
实验班 50 人	6	8	17	15	2	2			5	9	24	10	1	1		
对照班 50 人	3	5	13	18	6	2	2	1								

表 4—10　　　　　　　　　技评考核表（第二次实验）

	正面双手垫球技术								正面双手传球技术							
	50—46	45—41	40—36	35—31	30—26	25—21	20—16	15—11	50—46	45—41	40—36	35—31	30—26	25—21	20—16	15—11
实验班 50 人	16	18	14	2					18	22	10					
对照班 50 人	3	5	13	18	2	2	2		5	8	14	12	5	3	2	1

表 4—9、表 4—10 反映出，在第一轮实验中，尽管对照班学生只考正面双手垫球技术，而实验班学生考正面双手垫球技术和正面双手传球技术，总体上实验班比对照班少了 44.4％的专项练习时间，但是对照班学生依然不如实验班学生的成绩好，说明成绩的好与坏与练习的时间长短并不成正比，而与学生的练习兴趣、教师的教学手段和教学方法具有直接的关系。

5. 实验结束耐力素质对照表

表 4-11　800 米跑（女）、1000 米跑（男）成绩对照表（第一次实验）

			3'25〜3'35	3'36〜3'45	3'46〜3'55	3'56〜4'05	4'06〜4'15	4'16〜4'25	4'26〜4'35	4'36〜4'45	4'46〜4'55	5'06〜5'15	5'16〜5'25	5'26〜5'35	
实验班50人	男30人	成绩	1	3	6	15	3	2							
		占比%	3.3	10	20	50	3.3	6.6							
	女20人	成绩		1	5	8	2	1	1						
		占比%		5	25	40	10	5	5						
对照班50人	男30人	成绩		1	4	6	5	7	3	1	1	1	1		
		占比%		3.3	13.3	20	16.7	23.3	10	3.3	3.3	3.3	3.3		
	女20人	成绩			2	5	3	4	3	1		1	1		
		占比%			10	25	15	20	15	5		5	5		

表 4-12　800 米跑（女）、1000 米跑（男）成绩对照表（第二次实验）

			3'25〜3'35	3'36〜3'45	3'46〜3'55	3'56〜4'05	4'06〜4'15	4'16〜4'25	4'26〜4'35	4'36〜4'45	4'46〜4'55	5'06〜5'15	5'16〜5'25	5'26〜5'35	
实验班50人	男30人	成绩	2	6	8	11	2	1							
		占比%	6.6	20	26.7	36.7	6.6	3.3							
	女20人	成绩		1	5	8	2	1	1						
		占比%		5	25	40	10	5	5						
对照班50人	男30人	成绩		1	3	5	6	7	2	2	1	1	1	1	
		占比%		3.3	10	16.7	20	23.3	6.6	6.6	3.3	3.3	3.3	3.3	
	女20人	成绩			1	6	3	2	2	3	1		1	1	
		占比%			5	30	15	10	10	15	5		5	5	

从表 4-11、表 4-12 可以看出，女生 800 米跑、男生 1000 米跑耐力素质考试，及格成绩都定为 4′05，优秀成绩低于 3′35。

第一轮实验结束后，实验班测试成绩低于 4′05 者，男生 5 人，占 16.7%；女生 4 人，占 20%。对照班测试成绩低于 4′05 者，男生 19 人，占 63.3%；女生 13 人，占 65%。超过 3′35 而测试成绩优秀者：实验组男生 1 人，占 3.3%；女生无；对照组无。

第二轮实验结束后，实验班测试成绩低于 4′05 者，男生 3 人，占 10%；女生 4 人，占 20%。对照班测试成绩低于 4′05 者，男生 21 人，占 70%；女生 13 人，占 65%。超过 3′35 而测试成绩优秀者，实验组男生 2 人，占 6.67%；女生无；对照组无。

没有考试作为杠杆加以约束，很多学生是不会积极主动加强练习的。

6. 课外体育活动情况对照表

从调研结果可以看出，在课余时间，无论是每天、每次锻炼的时间，还是晨练参加的人数、经常参加长跑锻炼的人数，经过教学实验的学生，锻炼意识明显增强，锻炼的时间、选择的项目也好于对照班的学生。

（三）教师活动

1. 授课内容

两轮实验采用同样的授课内容。

2. 教学方法

第一轮教学实验主要采用通关教学法。

第二轮教学实验主要采用通关教学法、智能手机介入教学法。

3. 考核方法

第一轮教学实验考核方法为过程评价与终结性评价，主要以教师评价为主。

第二轮教学实验考核方法为成立学生考评小组，由教师制定考核标准，由学生考评小组进行打分，考核成绩更加客观公正。同时，阶段考评与终结考评相结合，课内考评与课外考评相结合。

4. 考试内容所占比例

表 4—13 　　　　　　新的考核方法与原有考核方法对照表

考核内容	平时成绩（%）	理论成绩（%）	800 米跑、1000 米跑成绩（%）	技评成绩（%）	
				技评 1	技评 2
新考核方法的比例	10	20	30	40	
				20	20
考核内容	平时成绩			技评成绩	
旧考核方法的比例	50			50	

平时成绩包括迟到、早退、旷课、事假、病假。迟到一次扣 2 分，早退一次扣 3 分，旷课一次扣 5 分，事假一次扣 1 分，病假一次扣 0.5 分。事假和病假累计超过 1/3 课时、旷课两次以上取消考试资格。

旧的考核方法是，只要是不迟到、不早退、少旷课，学生的平时成绩基本上能得到 35~40 分左右。个别上课表现积极的学生，平时成绩更能得到 45 分以上的高分。在选项课上，尽管教师采用与实验班同样的教学方法和手段，以提高学生练习的积极性，但是效果非常差。最主要的原因是学生得过且过思想严重，严重阻碍了练习的积极性。"练不练也能及格，稍加练习，成绩就能上一个档次，何苦费力气练球呢？"。这样的想法是绝大多数学生的共同心声。

新的考核方法更加科学、客观，使学生改变了"等、靠、懒、散"的思想。每个学生想要及格既容易也不容易，平时占 10%，理论占 20%，耐力素质考试占 30%，技评两项占 40%，四大项丢了哪两项都有不及格的危险，以此逼着学生必须认真对待每一项学习。理论学习促进了学生的练习实践，学生不再盲目地练习、锻炼，能够较为科学地指导自己的学习和锻炼。这对学生来说是一个质的飞跃。

第六节　结论与建议

一、结论

第一，每次课都安排 30 分钟的身体素质练习内容，学生的综合素质普遍提高。

第二，每次课安排大约 10 分钟的体育理论讲座，丰富了学生的体育理论知识。

第三，排球技术教学采用"通关练习法"、"智能手机介入练习法"，循序渐进、由浅入深，使不同接受能力的学生得到不同程度的提升，排球技术学习不再枯燥乏味。

第四，通过课上教学不断提高学生的身体素质，提升了学生的体育理论水平，而且在体育技术动作的学习中学到了较为科学的方法，不但能指导自己学习和练习，还能指导他人学习和练习，寓教于乐。通过学习方法的获得，实验组的学生还能将这些方法运用到其他运动项目的学习之中，从而实现本课题研究的最终目标——"终身体育"。

二、建议

第一，在以后每次课的身体素质练习内容中多增加趣味性、实用性的内容，并将耐力素质训练贯穿始终，使学生逐渐养成每天坚持耐力练习的习惯。

第二，每次体育理论专题讲座前安排学生在课前通过手机或电脑查阅相关资料，专题讲座多采用讨论形式，逐渐引导学生主动积极地关注科学锻炼、健康饮食、科学减肥、科学锻炼、合理安排作息时间等知识。

第三，排球技术学习除采用"通关练习法"、"智能手机介入法"等教学和练习方法外，积极探索其他教学法，如"探究法"、"发现法"等。课前安排学生查阅或观看网上教学视频，课上练习时让学生带着问题与教师共同探讨、共同学习，变被动学习为主动学习，鼓励学生大胆尝试新的练习方法。

第四，排球技术教学可以改两人一组为三人一组的互帮互助的练习方法，充分利用手机等多媒体教学手段，一个人练习，一个人指导，一个人拍照或录像，然后3个人共同分析练习者的技术动作，以达到教学相长、共同进步、共同提高。

第五，改变考试制度，可以采用学生互评或者成立学生考试小组，由教师制定评分标准，采用公推法，选出技术动作最好的几名学生成立考评小组。

第六，课上学习和课后练习有机结合。积极鼓励学生在力所能及的情况下学习其他运动项目，甚至学生的学习情况、练习情况也可以纳入期末成绩考评之中，让学生树立"终身体育"思想。

第五章 从"六化"教学模式探索高职体育教学改革

导读： 自教育部、国家体育总局 2002 年联合下发《学生体质健康标准》至今已经有 10 多年时间。从 2005 年、2010 年、2015 年三次国家体质普查结果来看，学生虽然在身高、体重、胸围等身体形态发育水平上得到提高，"豆芽菜"体形继续得到改善，学生的营养状况明显改善，且几种常见疾病的患病率下降，但与 1985 年、1995 年相比，学生的身体素质仍然呈全面下降趋势，特别是反映肌力、耐力和柔韧性的素质指标下降幅度较大，反映肺功能的肺活量指标继续呈下降趋势。高职院校作为我国普通高等教育的重要一环，肩负着培养高技能人才的重任。

本课题组通过调研走访，了解辽宁省高职院校体育课教学的实际情况以及体育课教学模式现状，进而制订相应的实验方案，在辽宁建筑职业学院的 2016 级、2017 级学生排球选项课教学中进行"六化"教学模式教学实验。通过两个学期两轮的教学实验，获得了较为理想的实验结果。本研究旨在为辽宁省其他高职院校体育课教学模式的改革提供借鉴和参考。

第一节 引 言

随着全球性教育改革的深入，我国体育教育也发生着重大的变化，革新传统的教育面貌、研究和探索未来的教育已是摆在人们面前的紧要问题之一。党的十六大提出要"以人为本"进行社会主义建设，党的十七大提出"优先发展教育"，"全面贯彻党的教育方针，坚持育人为本，德育为先，实施素质教育，提高教育现代化水平"。科学发展观的核心是以人为本。

现代教育不仅重视知识、技能的传授，更加重视能力和素质的培养，作为高校教育组成部分的体育也不例外。目前，我国的高校体育教学模式存在着种种弊端，不能有效地促进大学生体育能力和职业能力的培养。因此，必须对现行的教材体系、教学模式、教学方法进行改造和改进。努力培养学生适应职业发展的能力，提高学生对自我身体锻炼重要性的认识，使之具有终身锻炼的习惯和能力，不仅在学生时代，而且在进入社会后，在任何情况下都能自觉、独立、自主地从事身体锻炼，以保持体育教学效益的连续性，实现为学生职业生活服务的教育目标。

如何把职业能力训练、职业病的预防、科学锻炼的方法以及职业实用型体育教学相结合，将信息化教学手段融入体育课堂教学的每一个环节，改变传统体育课考评方法的单一性和主观性，形成过程评价与终结评价相结合，学生自评、小组互评与教师评价相结合的多元化的激励机制。通过"六化"教学模式的开展，充分调动学生学习和练习的积极性，为学生将来步入社会继续从事体育锻炼打下坚实的基础，进而有效发展学生的职业能力。

第二节　研究目标

第一，改变辽宁省各高职院校体育理论课缺失、身体素质练习内容安排缺失，造成学生身体素质普遍下降，学生没有科学的理论做指导，从而不能科学地指导自己锻炼的现状。

第二，改变现有体育教学模式，增加体育理论知识（尤其是职业病的预防以及科学锻炼方法）课程的开设，增加身体素质（职业体能）练习的课时。根据企业对学生职业体能的要求，使学生加强相关体育项目的学习和掌握，同时为省内各高职院校体育教学改革提供参考。

第三，针对高职院校传统运动技能教学模式，如成功体育、快乐体育式、情景式教学模式等研究居多，而针对提高学生身体素质、体育理论水平提升、发展学生长久锻炼的运动项目的指导学习欠缺，以致学生身体素质普遍下降的现象，在充分了解省内各高职院校体育教学模式基础上，将辽宁建筑职业学院"六化"教学模式取得的经验，在省内各高职院校大力推广，以切实提高各院校学生的身体素质、学习能力，为学生职业能力发展打下坚实的基础。

第三节　研究现状

一、传统的体育教学模式的影响

第一，传统的体育教学模式强调"四部曲"（从开始到准备、从整队到编队、从讲解到示范、从学习到复习），学生真正的自主练习受到影响，整个教学过程束缚了体育教师的思维方式，使教师身陷规定的教学模式之中。对课程的几个部分限制过死，在形式和内容上过分突出基本部分的作用，而忽视了其他部分的教育和培养作用，以致无法激发学生的学习兴趣，造成学生出现喜爱体育而不喜欢体育课的局面。

第二，传统的体育教学模式方法陈旧落后，在"学科中心论"的影响下，体育课必然以教师为中心，把学生置于"被管理、被训练"的被动地位。由于考虑传技教法多，考虑学生主体活动的方法少，强调程式化、成人化、专业化、训练化教学模式，造成学生对体育课产生厌学情绪，使学生兴趣、爱好、特长、个性的发展都受到限制。

第三，传统的体育教学模式在体育教学过程中常采用"填鸭式"，教师讲解、示范成为体育教学中最常用的方法。教师的讲解与示范反反复复，学生机械地按教师的要求练习，学生智力得不到开发，思维受到限制，心理受到压抑，创造力更是难以培养。

第四，传统的体育教学模式是在应试教育的理论与实践环境下生长并形成的一种固定模式，片面强调身体锻炼，而忽视对学生的全面培养和教育，不能以大多数学生为主要教学目标。这与当今时代全面提高学生综合素质的要求是相悖的。

二、现代体育教学模式的主要特点

第一，体育教学模式即体现一定的体育教学思想，并具有相对稳定的结构和功能的体育教学的活动策略或简化了的操作模型。现代体育教育方法以发展学生自主能力和乐趣为主，使教师有更多的主动权去选择教材教法。近年来，王淑艳的《快乐式体育教学之实践》"快乐式教学"、徐晓郴的《能动式体育教学模式的构建与实践研究》"能动式教学"、孟庆财的《"尝试成功"体育教学模式探讨》"成功式教学"、王征的《发现式教学模式之研究》"发现式教学"、任肇祥的《大学体育课俱乐部教学模式的可行性研究——以宿州学院为例》俱乐部教学模式等多种教学方法为体育教育开拓了新的天地。

第二，现代体育教学要把快乐还给学生，学生在体育课中的活动气氛热烈、兴趣浓厚、自主性较强，充分体现以教师为主导、以学生为主体、以练习方法为主线的体育教学思想。

第三，现代体育教学以"健康第一"为指导思想，从培养学生的兴趣入手，引导学生走向"终身体育"。有了兴趣才能使学生爱好体育，有了爱好才能培养学生运动的特长，有了爱好与特长才能使学生养成自觉参加体育锻炼的习惯，才能真正使学校体育起到"终身体育"的作用，即学校体育教学的内涵应为兴趣、爱好、特长（爱好＋特长）、习惯、终身体育。

第四，培养学生的体育兴趣、爱好，全面增强学生体质，增强学生终身进行身体锻炼和接受体育指导及教育的意识，树立"健康第一"的指导思想。这正是体育教学的最终追求。

第五，无论哪一种教学模式，基本上都把技术技能的学习与身体素质练习相结合，或单纯地进行技术技能的学习。而体育理论的学习多是利用风雨天在室内教学，或安排在期初室内引导课中进行，将身体素质练习、体育理论学习与技术技能学习三者结合到一起的教学模式目前还没有。

近年来，随着高职教育不断发展，国内外对高职教育教学的改革研究已成为教学领域的一个热点。高职体育是高职教育的重要组成部分，必须不断改革和创新才能适应社会发展的需要。

三、国外相关研究现状

由于国外的高等职业院校发展水平较高，在体育教学中的理念和模式也相对先进，因此在体育课中所表现出的教学模式非常灵活。在一些欧美国家的高等院校，很多体育专业采取的是俱乐部式的基本组织形式。数据统计显示，德国在全国拥有超过 7 万个体育俱乐部。这些俱乐部不但分布在校外，而且也广泛存在于高等职业院校中，而且所有的体育俱乐部均吸纳高校教师和学生以个人身份参加。对体育教学而言，不同的方式和内容所产生的效果是完全不同的。如何对这些效果进行合理的利用和评价，从而促进教学过程的不断完善是非常重要的。为此，国外很多学者对体育教学过程中的教学模式进行了研究。美国学者托马斯对篮球教学过程中的体能教学模式进行了研究。他指出，虽然现代篮球教学过程能够更好地检验学生对篮球技战术的运用能力以及团结协作水平，但却在一定程度上忽略了对基础体能的重视。德国学者库尔德认为，体能教学对于体育教育具有非常重要的作用。英国学者威廉等人认为，体育教学模式的改变是非常重要的教学理念之一，如何通过选择合理的体育教学模式是非常重要的，只有借助合适的教学模式，体育教学的效果才能得到更好的体现。

四、国内相关研究现状

知网搜索结果显示，在高职院校体育教学发展趋势研究方面，比较有代表性的研究成果如下：李培庆在《我国高职院校体育教学改革动向与发展趋势研究》一文中，从体育教育指导思想、体育课程目标、体育教学模式、体育教材内容设置、体育教学方法及体育教学评定方法几方面阐述了我国高职院校体育教学改革的研究动向和未来发展趋势，提出了我国高职院校体育教学在发展理念上应体现健康体育的实施及终身体育意识的培养。陈捷在《高职特色体育课程体系的探索与构建》一文中提出，高职体育课程体系改革应设置适合学生未来职业特点的实用性体育课程，开展职业实用性体育教育，构建具有高职特色的职业实用性体育课程体系。蒋歌声、翁慧根的《"课校内外一体化"职业实用性体育课程建设》一文，从高职院校以就业为导向、按岗位设专业、以职业岗位能力为本位的教育思想的视角，分析了我国高等职业院校体育课程教学的课程模式设置，提出了职业实用性体育的一些构想和建议。

从国内外的研究中不难发现，针对体育教学模式的研究多是从宏观的角度展开定性研究。随着我国体育教学改革的不断深入，在体育教学内容、教学方法和教学模式等改革中均已取得显著成效。2005 年，国务院下发了《关于大力发展职业教育的决定》，明确提出未来一个时期发展职业教育的主要任务和措施。2006 年，教育部在颁布的《关于全面提高高等职业教育教学质量的若干意见》中首次确认高等职业教育是我国的一种教育类型，进一步明确了高职院校在功能上与本科院校的区别。特别是近年来伴随我国高等职业教育进入以质量和特色求生存谋发展的关键时期，高等院校的体育教学体系不断趋于完善，逐步形成适合我国特色的教学模式，并作为高等教育的重要组成部分走上了创新发展的道路。

为此，笔者将建构高职"六化"体育教学模式以促进学生职业能力发展为研究主题，设置多个切实可行的教学改革方案，并将其融入实际的体育教学实践中，实现体育课程教学与职业培养目标的对接，旨在让体育教学贴近学生的生活，为学生职业能力发展服务，为提高体育教学质量服务，为促进高职教育发展服务。

第四节　研究对象与研究方法

一、研究对象

辽宁城市建设职业技术学院 2016 级、2017 级学生各 100 人，其中每个年级各随机选出 60 名男生、40 名女生，组成一个实验班（组）、一个对照班（组）。2016 级学生参加第一轮教学实验，2017 级学生参加第二轮教学实验。

二、研究方法

（一）文献资料法

通过 CNKI 期刊网和有关网站查阅我国近 10 年来关于大学生尤其是高职院校体育教学模式方面的文献资料 100 余篇，专业书籍 10 余部，从而为本课题的理论研究和实证研究做充分的理论准备。

（二）访谈法

访问省内体育理论方面的专家 10 人，对体育教学模式研究的内容、指标体系广泛征求专家意见。

（三）教学实验法

分别于 2017 年 9 月至 2018 年 1 月、2018 年 3 月至 2018 年 7 月两个学期进行两次教学实验。

（四）问卷调查法

根据研究需要，本研究对辽宁建筑职业学院等辽宁省内 10 所高职院校的体育教师、体育教研室主任进行问卷调查。

（五）数理统计法

利用 SPSS22.0 对相关数据进行分析。

第五节　研究结果与分析

一、结果与分析

（一）概念的界定

1. 教学模式

教学模式是指在一定教学思想或教学理论指导下建立起来的较为稳定的教学活动结构框架和活动程序。体育教学模式是指在一定的教学思想或理论指导下，设计和组织体育教学在实践中建立起来的各类体育教学活动的结构框架和活动程序，作为活动程序则突出了教学模式的有序性和可操作性。它以简化的形式稳定地表现出来。

2. "六化" 体育教学模式

即师资培养校企一体化、教学模式职业化、教学方法任务化、教学手段智能化、考核体系激励化、课内课外一体化。

2.1 师资培养校企合作化

首先，教师进系科了解学生以后职业所需的体能，征求专业教师对体育教学的要求，以此构建实用性高职体育培养方案，培养学生的职业能力；其次，教师进企业切身感受职业技能必需的职业体能和对身体的不良影响，有针对性地制订职业体能教学计划，研制教学大纲，编制高职实用性体育教材。

2.2 教学模式职业化

高职体育必须切实为高职院校培养目标服务，为学生的实际需求服务。首先，每次体育课设置 10 分钟体育专题讲座，让学生充分认识到体育学习的重要性和必要性。其次，第一、第二学期进行选项教学，培养学生一技之长。进入第三、第四学期，按照自然行政班上课，以学生职业特点相同为基础，开设具有康复保健性的太极拳内容，并根据专业特点，设置有针对性的体育教学，让高职体育发挥它特有的无法取代的功能。

2.3 教学方法任务化

从教学实际目标出发，以学习任务引领、结果驱动、学生主体，突出职业能力，特设任务驱动教学法。同一个教学目标建立多级教学任务，学生完成第一级任务，经考核合格后进入下一级教学任务的学习。

2.4 教学手段智能化

教学手段智能化是信息时代的必然产物。体育教师要科学引导，让学生合理地利用手机等设备的录像和交流功能，使先进的技术成为提高体育教学质量的手段。

2.5 考核体系激励化

实施一级任务多考制，让学生从多次考核中不断提高，改变过去一考定性的考核制度，注重学生的努力程度，充分发挥成绩评价的鉴定和激励功能。

2.6 课内课外一体化

"课外"体育是"课内"体育的有益补充，是体育教学不可缺少的部分。通过教学改革促进学生自觉地参与课外锻炼，为培养学生终身体育锻炼习惯奠定良好的基础。

3. 体育教学模式

体育教学模式的定义为：在一定教学思想和理论指导下，在特定的教育环境中为完成体育教学任务而建立起来的相对稳定的、不同类型的教学基本结构或框架。

二、研究结果

（一）基础调研

1. 身体素质状况及理论课和实践课开展情况

1.1　身体素质状况

调研结果显示，以辽宁省部分高职院校为例，其中以男生 1000 米跑、女生 800 米跑成绩下降最为明显。从 2012 年到 2017 年 6 年间，达标率从 62.52％下降至 31.79％，优秀率从 1.57％下降至 0.64％，良好率从 21.85％下降至 10.45，及格率从 39.17％下降至 21.14％。虽然良好率、及格率在此期间有上升趋势，但是总体上依然摆脱不了下降趋势。下降最为明显的为优秀率，下降了近 2 倍，其他如良好率、及格率、达标率下降了近 1 倍。

1.2　理论知识掌握情况

表 5—1　　　　　体育理论知识掌握情况对照表（N＝936）

	体育保健知识	体育锻炼基本知识	运动损伤急救	科学安排锻炼项目	科学减肥	运动量、运动强度的控制	球类基本理论	球类裁判法
频数	237	150	253	48	41	110	348	149
百分比（％）	25.3	16.0	27.0	5.1	4.4	11.8	37.2	15.9

从表 5—1 可以看出，除球类基本理论、运动损伤急救和体育保健知识分别有 37.2％、27.0％和 25.3％的学生了解外，其他受访内容占比均较低，如科学减肥仅有 4.4％的学生了解。

1.3　实践课开展情况

表 5—2　　　　学制、体育课开设的学期数、学期课时、周学时

院校名称	学制	体育课开设学期数	学时/学期	学时/周	总课时
辽宁林业	3	2	16	2	64
辽宁建筑	3	3	14	2	84
辽宁水利	3	3	19	2	114
辽宁轻工	3	2	16	2	64
辽宁城建	3	2	18	2	72
辽宁装备	3	2	14	2	56
辽宁工程	3	2	18	2	72
辽宁经管	3	4	14	2	112

续表

院校名称	学制	体育课开设学期数	学时/学期	学时/周	总课时
辽宁金融	3	3	18	2	108
辽宁交专	3	3	18	2	108

依据《中共中央国务院关于加强青少年体育增强青少年体质的意见》（中发［2007］7号）、《中共辽宁省委辽宁省人民政府关于加强青少年体育增强青少年体质的实施意见》（辽教发［2007］22号），按照《全国普通高等学校体育课程教学指导纲要》的规定，高等学校要按照国家规定的公共体育课程设置标准，开足开齐上好体育课。一、二年级必须开设体育课。其中，本科院校（含民办独立学院）总课时不少于144学时，专科院校不少于108学时。学校任何部门和个人不得以任何理由削减或挤占体育课时。表5－2显示，在调研的10所院校中，有4所开设的课时基本上达到108学时的标准，仍有5所院校低于国家和辽宁省规定的开课标准。至今仍有很多高职院校领导感觉体育课开设时间过长，影响专业课程的学习。辽宁经管的体育课课时超过国家规定的课时，说明该学院领导非常重视学校体育课的开展。发挥高职体育特有的功能，切实为高职培养目标服务，为高职院校可持续发展服务，开满开足体育课才能够得到保障。

但是，单班不分组教学、单班分组教学与选项教学三种教学模式都没有把职业体能纳入学校体育教学中。这是导致部分院校领导砍掉一学期甚至两个学期体育课的直接原因。要使学院领导真正认识体育教学的重要性，必须改变本科式的体育教学模式，突出职业院校的体育教学特色，使体育教学与学生的专业相结合，突出发展学生的专业身体素质，大力发展职业体能教育，使体育教育切实为高职教育服务。只有这样才能使学院上上下下切实认识体育课的重要性，让高职体育成为高职教育不可缺少的一部分，高职体育课才可能真正发挥其特有的功能。

1.2 各学校体育课开展现状（体育教学的内容、教学方法、教学手段、考核体系、师资培养情况）

1.2.1 体育教学的内容

（1）各院校教学模式。采用单班不分组教学模式的是辽宁城建。其中，采用单班分组教学的是辽宁工程。单纯采用选项教学模式的有5所院校。其中，辽宁建筑采用身体素质训练＋选项教学模式，辽宁交专采用选项教学模式＋职业体能教学模式，辽宁金融采用俱乐部教学模式。由此看出，选项教学模式在辽宁省高职院校公共体育课中仍占据主要位置。

（2）各高职院校体育课开设的体育项目情况。调研的 10 所院校都将篮球、排球、足球、乒乓球作为常规项目开设，健美操有 9 所院校开设，瑜伽、羽毛球、武术、游泳、轮滑分别有 3～6 所院校开设，还有的院校根据自身特点开设了拳击、散打、跆拳道乃至腰旗橄榄球和极限飞盘。一些院校由于受场馆、器材、师资所限，不能按照学生的期望开设更多的学生喜闻乐见的运动项目。

1.2.2　教学方法

辽宁建筑、辽宁城建、辽宁经管采用小组合作探究法、任务驱动教学法、通关教学法等较为先进的教学方法，其他院校仍然采用传统的讲解示范法、练习法等教学方法。

1.2.3　教学手段

（1）各高职院校信息化教学手段运用情况。采用信息化教学手段的院校有辽宁建筑、辽宁城建和辽宁经管、辽宁林业、辽宁装备、辽宁工程、辽宁金融等院校，只是在讲授体育理论课的时候采用 PPT 教学，信息化教学手段还没有深入到辽宁省高职院校体育教学课堂。固然体育课多是户外实践课，因此信息化教学手段很难运用到体育课教学实践中。智能手机就如一台小电脑，手机中的许多优秀的教学 APP 软件被广泛应用于各大本科院校，如蓝墨云班课、雨课堂、微课、教学视频、VR 等。因此，可以充分利用信息化教学 APP 软件为体育课教学服务。这是摆在所有高职院校体育教师面前的一个新的课题。

（2）信息化教学手段在教学中的运用。

表 5－3　　　　　　　　学生、体育教师、体育部主任对体育教师
运用信息化教学手段的情况分析表

采用信息化教学手段		蓝墨云班课	微课	VR 眼镜	PPT 课件	其他
学生 （936 人）	人数	145	207	85	334	58
	所占比例（%）	15.5	22.1	9.1	35.7	6.2
教师（79 人）	人数	3	5	3	16	2
	所占比例（%）	3.8	6.3	3.8	20.2	2.5
体育部主任 （10 人）	人数	1	3		5	1
	所占比例（%）	10	30	0	50	10

表 5－3 显示，在调研的 10 所院校中，部分想晋升副教授、教授的体育教师能够积极地运用信息化教学手段。而其他绝大多数体育教师感觉信息化教学手段离自己很远，没有必要。

1.2.4　考核体系

各学校体育考核方式、考核内容、耐力项目、体育理论在体育成绩中的占比情况如表5-4。

表5-4　　　　　　　　　　　体育课考评方式及内容现状

学院名称	平时成绩（%）	理论成绩（%）	800米跑/1000米跑成绩（%）	选项技评成绩（%）	考评模式	
					考教分离	考教不分离
辽宁林业	10		30	60	√	
辽宁建筑	50			50		√
辽宁水利	40		20	40		√
辽宁轻工	10	20		70		√
辽宁城建	20		20	60		√
辽宁装备	20		40	40		√
辽宁工程	30	10	30	30		√
辽宁经管	40					√
辽宁金融	30		30	40		√
辽宁交专	40			60		√

表5-4显示，两所院校把理论成绩纳入总成绩之中，5所院校将耐力素质纳入总成绩之中，3所院校只是将平时、技评成绩作为体育成绩的考核内容。以上院校均没有将四项内容全部纳入考核内容之中。平时成绩占总成绩30%以上的有5所院校。加强对学生的平时考勤没错，但将平时成绩的比重设置较高是否合适有待各高职院校同仁商榷。

表5-5　　　　　各学院认为更合理的体育课考评方式及内容

学院名称	平时成绩（%）	体育理论（%）	身体素质（%）	技术技能（%）	考评形式	
					考教分离	考教不分离
辽宁林业	5	5	20	70	√	
辽宁建筑	30	10	20	40	√	
辽宁水利	40		20	40		√
辽宁轻工	10	20	20	50	√	
辽宁城建	20	10	10	60	√	

学院名称	平时成绩（％）	体育理论（％）	身体素质（％）	技术技能（％）	考评形式	
					考教分离	考教不分离
辽宁装备	20		40	40		√
辽宁工程	30	10	30	30	√	
辽宁经管	30	10	20	40	√	
辽宁金融	40		20	40		√
辽宁交专	30	10	20	40	√	

表 5-4 反映出，各院校针对学生体育课的考核方法以及平时成绩、理论课成绩、耐力素质成绩和技评成绩均有不同的标准。两所院校把体育理论课成绩纳入体育总成绩之中，5 所院校将耐力素质成绩纳入体育总成绩之中，3 所院校只是将平时成绩、选项技评成绩作为学生体育成绩的考核内容，一所院校将 4 项内容都纳入考试成绩之中。

62.6％的学生、53.7％的受访教师以及 70％的体育部主任希望将这 4 项内容纳入到体育总成绩之中，认为这样更加合理。但是，所调研的 10 所院校均没有将 4 项考核内容纳入体育成绩考核内容之中。平时成绩占总成绩 30％以上的有 5 所院校。加强学生的平时考勤没错，但是将平时成绩的比重设置较高是否合适，还有待辽宁省各高职院校同仁商榷。

1.2.5 师资培养情况

辽宁林业、辽宁水利、辽宁轻工、辽宁工程从不派体育教师出外参加各种学习和培训，辽宁装备、辽宁金融、辽宁交专只是偶尔派教师出去学习。辽宁建筑不仅鼓励教师攻读在职研究生、在职博士生，还经常选派部分教师参加培训、参加信息化大赛。辽宁城建和辽宁经管两所院校经常选派骨干教师参加培训和学习。

1.3 课外体育活动的形式、内容、活动时间和强度，有无教师指导

1.3.1 课外体育活动的形式

有课外体育俱乐部的院校有 3 所，2 所院校有体育协会，其余 5 所院校有体育社团，体育教师参与课外指导的有 6 所院校。

1.3.2 课外体育活动的内容

从调研结果来看，课外体育活动多数以三大球项目为主，有 8 所院校开展轮滑、乒乓球、羽毛球等比赛，有 5 所院校开展棋类比赛，开展趣味体育比赛的有 6 所院校，说明绝大部分院校课外体育活动的开展比较丰富多彩。但是，有利于学生职业能力、团队合作素质拓展的比赛却没有。

1.3.3 课外体育活动的活动时间和强度，有无教师指导

从调研结果来看，学生课余时间参加晨练的占 32.4％，经常参加体育锻炼的占 38.9％，每次锻炼时间超过 60 分钟以上的占 23.3％，喜欢跑步且经常参加跑步锻炼的占 35.61％，每次跑不超过 3000 米的占经常跑步人群的 36.64％。

1.4 体育教学开展情况，学生、系领导和企业领导的满意程度

调研得知，学生心目中的体育课应该是自己喜爱的运动项目，占 58.7％；希望教师认真负责，每次课都能学到新东西的占 50.9％；对于选项课较为满意的只占 32.9％；针对选项课选课，47.7％的学生喜欢选择自己喜欢的体育项目。

1.5 在校学生、毕业生、系领导和企业领导对体育教学的要求和建议

调研得知，希望保持教学现状的在校生、毕业生、系主任、企业领导分别占 18.8％、10.0％、9.4％和 9.2％；改变现有体育教学现状，适当增加职业体能训练、职业病的预防等教学内容的分别占 25.5％、38.8％、28.6％和 22.7％；希望学生在校期间开设两个学期选项课＋1～2 个学期职业体能教学课的，分别占 37.5％、36.8％、22.7％和 29.2％。无论是在校生还是毕业生、系主任、用人单位普遍感觉高职院校的体育课就要体现出职业院校的特点，体育课就应该与学生的职业发展紧密结合。

二、教学实验

（一）师资培养校企合作化

首先，教师进系科了解学生以后职业所需的体能，征求专业教师对体育教学的要求，以此构建实用性高职体育培养方案，培养学生的职业能力；其次，教师进企业切身感受职业技能必需的职业体能和对身体的不良影响，有针对性制订职业体能教学计划，研制教学大纲，编制高职实用性体育教材。

表5-6　　　　专业教师以及体育教师对学生职业体能的不同意见

职业类型	应具备的各种能力和体能	专业教师、系主任建议开设的体育课教学内容	企业针对用人提出的应具备的相关职业体能	体育教师走访企业，提出的专业类学生应具备的职业体能
静态坐姿类职业（金融、工程预算、造价、统计、审计、会计类）	应具备的职业体能	肌肉耐力素质、柔韧素质、心肺功能	肌肉耐力素质、柔韧素质、心肺功能	肌肉耐力素质、柔韧素质、心肺功能
	易发职业病	颈椎病、腰椎病、视疲劳	颈椎病、腰椎病、手指手腕关节炎、视疲劳	颈椎病、腰椎病、手指手腕关节炎、视疲劳、驼背、背部肌肉僵硬或疼痛、脊柱弯曲
	职业实用性体育教学内容	各种球类训练、健美操、游泳、步行	各种球类训练、健美操、游泳、步行、爬山、太极拳	耐力素质训练、各种球类学习、健美操、游泳、跳绳、步行、爬山、太极拳、气功、办公室椅子操、银行工间操
静态站姿类职业（教师、迎宾小姐、前厅接待、餐厅服务员、售货员、厨师、模特等）	应具备的职业体能	腰腹肌力量素质、腰腹肌耐力素质、下肢力量耐力素质	腰腹肌力量素质、腰腹肌耐力素质、下肢力量耐力素质	腰腹肌力量素质、腰腹肌耐力素质、下肢力量耐力素质
	易发职业病	下肢静脉曲张、扁平足、下背疼	下肢静脉曲张、扁平足、下背疼	下肢静脉曲张、扁平足、下背疼
	职业实用性体育教学内容	形体训练、礼仪训练、力量训练、体姿礼仪、跑步、健走、各种球类练习、体操	形体训练、礼仪训练、力量训练、健身车训练、体姿礼仪、跑步、健走、各种球类练习	形体训练、礼仪训练、力量训练、健身车训练、体姿礼仪、跑步、健走、各种球类练习、体操、太极拳、气功、游泳

职业类型	应具备的各种能力和体能	专业教师、系主任建议开设的体育课教学内容	企业针对用人提出的应具备的相关职业体能	体育教师走访企业，提出的专业类学生应具备的职业体能
工厂操作类职业（机械加工、建筑施工、物流、工程设备安装、工艺美术、钢铁工人、各类修理工、电工等）	应具备的职业体能	肌肉耐力、心肺功能，抗热、抗寒、抗风雨、抗辐射的能力，平衡能力、注意力	肌肉耐力、心肺功能，抗热、抗寒、抗风雨、抗辐射的能力，平衡能力、注意力	肌肉耐力、心肺功能，抗热、抗寒、抗风雨、抗辐射的能力，平衡能力、注意力
	易发职业病	脊柱畸形、膝关节疼痛	网球肘、膝关节疼痛、	脊柱畸形、网球肘、膝关节疼痛、
	职业实用性体育教学内容	野外素质拓展、各种球类练习	野外素质拓展、各种球类练习	定向越野、野外素质拓展、乒乓球、各种球类练习
流动变姿类职业（保险营销、导游、记者等）	应具备的职业体能	耐力素质、灵敏素质、良好的心理素质	耐力素质、灵敏素质、良好的心理素质	耐力素质、灵敏素质、良好的心理素质
	易发职业病	风湿性关节炎、咽喉炎、下背疼、下肢静脉曲张	风湿性关节炎、咽喉炎、下背疼、肩周炎、下肢静脉曲张	风湿性关节炎、咽喉炎、下背疼、肩周炎、下肢静脉曲张
	职业实用性体育教学内容	健美操、游泳、长跑、健走、爬山、跳绳	健美操、游泳、长跑、健走、爬山、跳绳、攀登、爬楼梯	健美操、游泳、长跑、健走、爬山、跳绳、障碍跑、攀登、爬楼梯、游戏

表5-6显示，体育教师在走访企业过程中，结合各类职业特点提出适合其职业发展的职业实用性体育教学内容相对全面和专业。毕竟体育教师属于体育专门人员，企业员工和企业领导虽然不能全面系统地从体育专业的角度提出改善和预防职业病的措施，但是他们根据多年工作实践经验提出的易发的职业病、需要具备的相关的职业体能，为体育教师制订更具有针对性的体能训练和

职业实用型体育教学方案提供了第一手材料。

（二）教学模式职业化

高职体育必须切实为高职院校培养目标服务，为学生的实际需求服务。首先，每次体育课设置 10 分钟体育专题讲座，让学生充分认识体育学习的重要性和必要性。其次，第一、第二学期进行选项教学，培养学生一技之长。进入第三、第四学期，按照自然行政班上课，以学生职业特点相同为基础，开设具有康复保健性的太极拳内容，并根据专业特点，进行具有针对性的体育教学，让高职体育发挥其特有的功能。

1. 第一、第二学期开设选项教学

第一，教学内容：身体素质训练＋体育理论讲座＋选项教学内容。

第二，教学时数：每周 2 学时，开设 16 周。

第三，选项教学内容：篮球、排球、足球、健美操、乒乓球、瑜伽、极限飞盘等。

第四，考核内容：①平时成绩占 10％（蓝墨云班课签到功能考评）；②体育理论成绩占 20％（蓝墨云班课课后作业＋理论考试）；③耐力素质占 30％（耐力素质测试占 10％＋课余时间跑步或健走占 20％）；④选项技评占 40％（选项技评两项内容各占 20％）。

第五，教学模式：合班分组选项教学。这两个学期的选项课教学，重点对某一项运动技能进行系统的学习和练习，为学生在校期间掌握一技乃至两技之长打基础。

2. 第三学期开设职业体能课，针对不同专业的特点开设不同的职业体能课教学内容

第一，教学内容：职业体能训练＋职业病专题讲座＋职业实用性体育教学内容。

第二，教学时数：每周 2 学时，开设 16 周。

第三，教学模式：按照专业特点单班不分组，按"2＋1＋X"教学模式教学，即每次课进行 30 分钟的职业体能训练、10 分钟的职业病专题讲座、50 分钟的职业实用性体育教学内容。

第四，教学内容：篮球、排球、足球、健美操、乒乓球、瑜伽、银行工间操、工厂工间操、椅子操等。

第五，考核内容：①平时成绩占 10％（蓝墨云班课签到功能考评）；②职业病知识占 20％（蓝墨云班课课后作业＋理论考试）；③职业体能占 30％（部分体能测试 10％＋课余时间体育锻炼 20％）；④职业实用性体育教学内容占 40％（工间操占 10％＋椅子操占 10％＋适合其职业的运动项目技评占 20％）。

第六，评价方式：①过程评价＋终结性评价（对于学生平时练习的情况通

过蓝墨云班课上传练习视频，每周至少 3 次以上，对其练习情况进行评价；期末对每个学生进行终结性评价）。②学生、小组、教师综合评价（对于平时的练习，学生本人按照评分标准自己进行评价或以小组为单位，对其练习内容进行评价，教师也可以进行评价）。③"教师＋学生"考评委员会（期末终结性评价，每个选项班选出 3～5 名优秀学生作为考评委员会成员，教师评价占 60％～70％，学生评价占 30％～40％，取其平均分乘以系数，与教师的评分乘以教师的评分系数相加）。

该阶段的体育课教学，在第一阶段掌握一技之长的基础上重点与每个学生的专业相结合，大力提高学生的专业职业体能、职业病产生的机理及预防知识。同时，针对该职业类型进行与该职业类型相适应的职业实用型体育教学，全面系统地发展学生的各项体育能力。尤其是在学生即将步入工作岗位之前，大力发展其职业体能，为学生下去实习即顶岗、顶岗即能战、能战即满意打下良好的体育基础。

（三）教学方法任务化

从教学实际目标出发，以学习任务引领、结果驱动、学生主体为教学原则，突出职业能力，特设任务驱动教学法。同一个教学目标建立多级教学任务，学生完成第一级任务，经考核合格后进入下一级教学任务的学习。

1. 通关教学法（以排球正面双手垫球技术为例）

把正面双手垫球技术分为初学、进一步学习、巩固提高、复习四个环节，并相应设计由易到难、由浅入深的学习内容（各关），对各关提出不同的通关条件，让学生进行学习和练习

2. 对照班与实验班教学设计

2.1 对照班教学设计

运用传统教学方法进行授课，教学时间 12 周。传统教学方法：教师宣布课的内容与教学任务；教师进行动作讲解、示范；学生模仿练习；纠正错误动作；集体讲解练习；按照初学、进一步学习、巩固提高、复习四个环节进行教学，学生进行练习。

1.2 实验班教学设计

实验步骤：以排球正面双手胸前垫球技术为例，教学时间 12 周。

初级关：

第一关，将垫球技术和半蹲准备姿势相结合，然后分解成八拍、四拍、两拍动作徒手练习；两人一组，一人将球放置于练习者手臂腕关节以上 10 厘米位置，一手扶球一手抓对方手帮助压腕；两人一组，练习者距同伴约 2 米远，徒手助跑至持球者至一臂距离，两腿蹬地跟腰抬臂主动垫击距离自己腹前下方

一臂位置的固定球。

第二关，两人一组，相距 4 米左右，一抛一垫。练习者能够连续将球垫到抛球者的头顶即为合格，可以过关。

第三关，一人一球，对空垫球，要求垫球高度距手臂 30 厘米、50 厘米、100 厘米，连续垫球 30 个。

中级关：

第四关，一人一球，对墙垫球，要求距墙 50 厘米、100 厘米、150 厘米，连续垫球 50 个。

第五关，两人一组相距 4 米，两人一个球对垫，要求连续垫球 50 个来回。

第六关，两人一组相距 4 米，对空自垫一个对垫一个，要求 30 个来回。

高级关：

第七关，两人一组相距 4 米，垫球者垫出一次球迅速手摸地一次，然后再接垫回球，要求 30 个来回。

第八关，两人一组相距 4 米，垫球者垫出一次球迅速自左向右原地转一圈，下次向右转一圈，要求 30 个来回。

第九关，隔网垫教师发过来的各种球，要求 10 次有 6 个以上将球垫到本方三号位。

第十关，打防练习，练习者距离教师 4~5 米，接教师各种扣、吊、抛球，要求 10 个球有 6 个以上到位（垫回给老师）。

以上各关均在教师监督下完成方允许进入下一关练习。对于初学者，在进入第六关以后，期末考试免考；对于具有一定基础的学生，必须进入第九关以后方允许考试免考。对于具有不同基础的学生有着不同的提高要求，从而使每个学生都能够极大地提升自己。从初学到考试，学习和练习时间均一致。实验班和对照班除教学方法不同外，其他考试要求均相同。

通过传统教学法与通关教学法进行授课后得出，对照班与实验班的垫球得分成绩 $p < 0.01$，表明两种教学方法在学生成绩上存在明显差异。

通关教学法使每个学生根据自己不同的学习水平，按照不同的练习内容进行学习和练习，真正做到因材施教、因材施练的目的，从而使不同水平的学生得到不同的提升。

3. 任务驱动教学法

根据教师给定的教学任务，学生按照每项教学内容的要求，通过课前预习、课中学习、课后复习完成教学任务。

4. 小组合作探究法

课中，教师随机进行人员分配，每 3~4 人为一小组，一人或两人进行技术动作练习，一人在一旁指导，另外一人用手机进行实时录像，然后将录像视频与教师的正确动作视频进行对比，提出改进意见，帮助练习者更好地掌握技术动作。

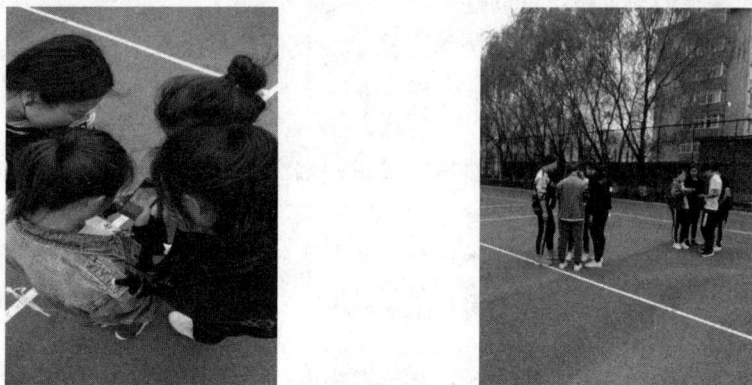

图 5-1　小组探究

（四）教学手段智能化

教学手段智能化是信息时代的必然产物。体育教师要科学引导，让学生合理地利用手机等设备的录像和交流功能，使先进的技术成为提高体育教学质量的手段。

1. 蓝墨云班课

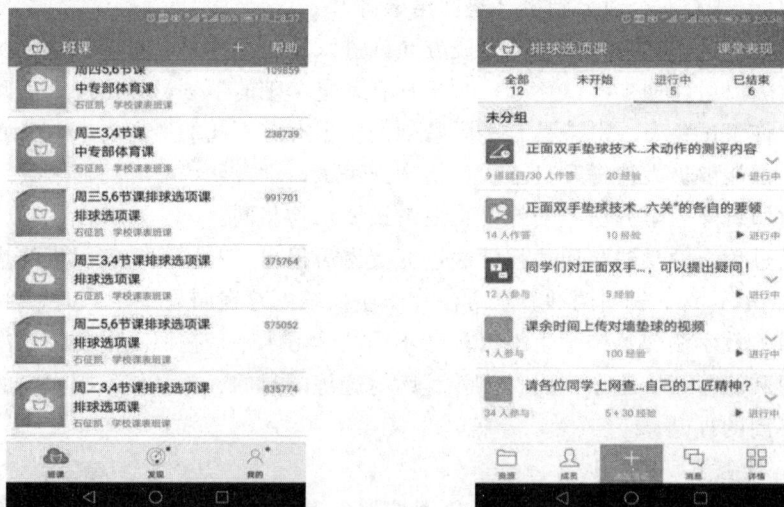

图 5-2　蓝墨云班课签到功能

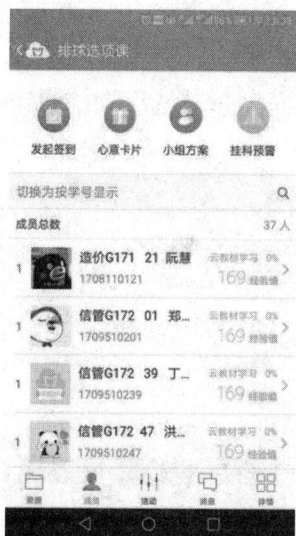

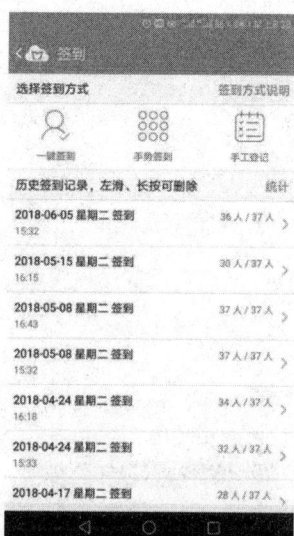

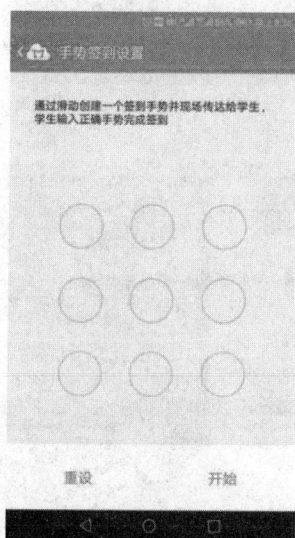

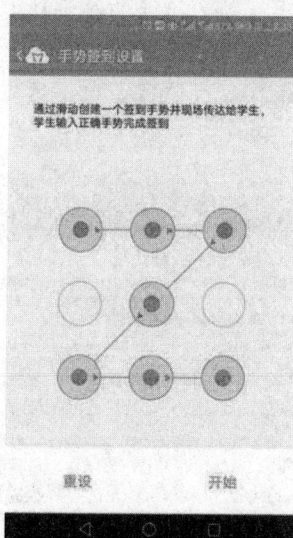

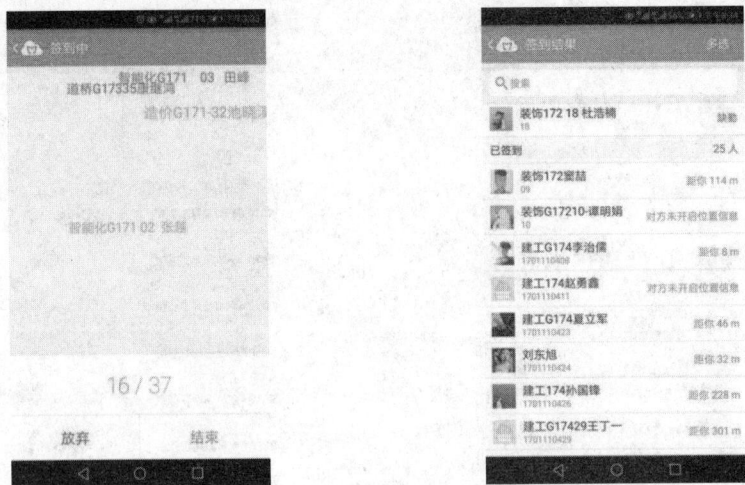

图 5—3

  利用蓝墨云班课的签到功能，通过一键签到、手势签到或点名签到功能可以缩短上课点名的时间。另外，在课中随时随地点名，对学生进行实时监控，每个学生在什么位置一目了然。

  2.作业

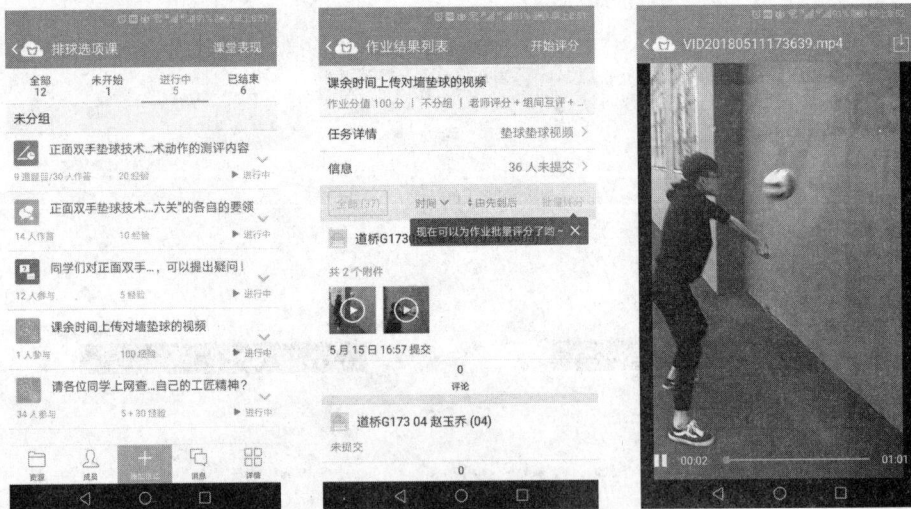

图 5—4　蓝墨云班课课后作业

  根据课上学生学习的内容确定课后作业。为了更好地督促每个学生对课上所学的内容利用课余时间练习，每周要求学生至少上传 3 次练习视频。以排球垫球技术为例，在初学阶段，每次上传的对墙垫球的个数不得低于 20 次，视频不得少于 1 分钟。随着练习的深入，逐渐加大练习的难度和次数要求。如果有学生利用课余时间尽早达到考核标准，可以让其帮助录视频，考试免考。

3. 投票/问卷

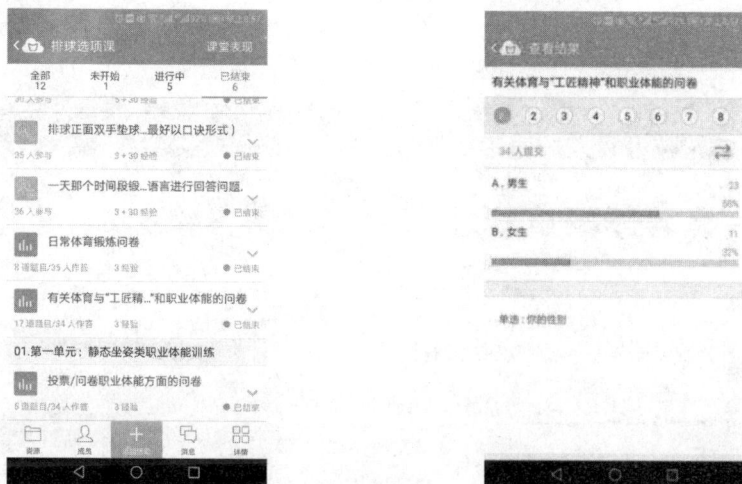

图 5—5 蓝墨云班课投票/问卷

针对教学过程中的热点问题，通过问卷调查的方式了解学生的观点，以便更好地指导教学实践。

4. 头脑风暴

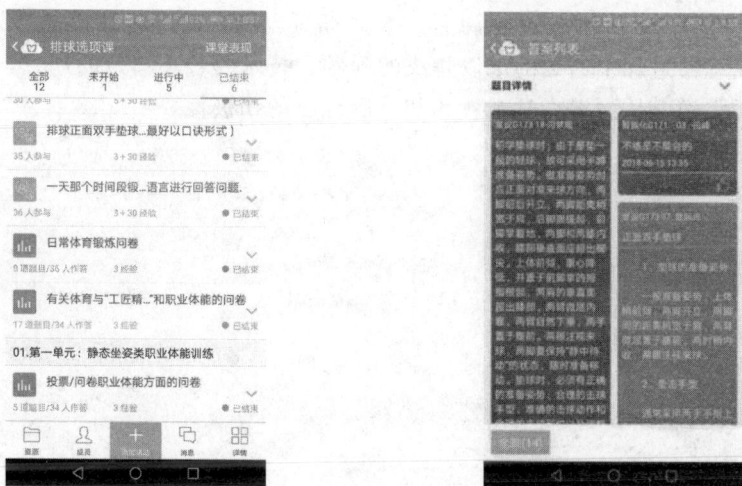

图 5—6 头脑风暴

在传统教学中，学生对于教师所教授的技术动作没有也不会进行深入细致的了解和学习。利用蓝墨云班课，教师通过资源库上传相关的学习材料，学生利用自己的零散时间，可以更好地了解和掌握技术动作的完整动作要领，在技术学习和练习过程中，以理论指导实践，使学生真正做到不但知其然，而且知其所以然。

5. 答疑

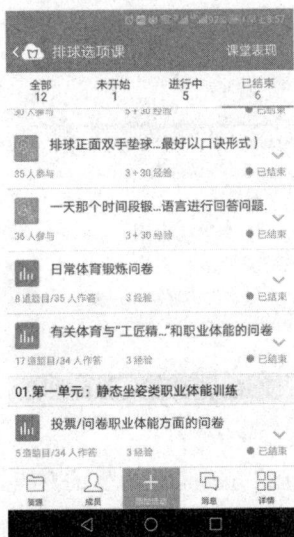

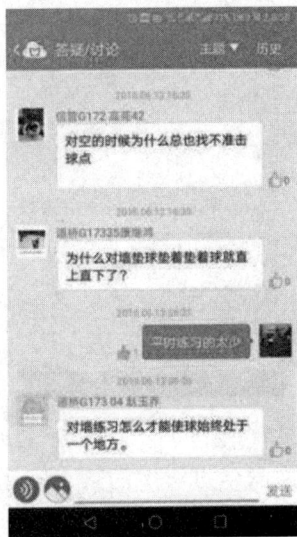

图 5—7　课后答疑

无论在课前、课中还是在课后，学生都可以利用蓝墨云班课的答疑功能，对自己在练习过程中遇到的难以解决的问题、技术要领不清楚的地方，及时与教师进行沟通，从而提高学习效率和课后练习的积极性。

6. 测试功能

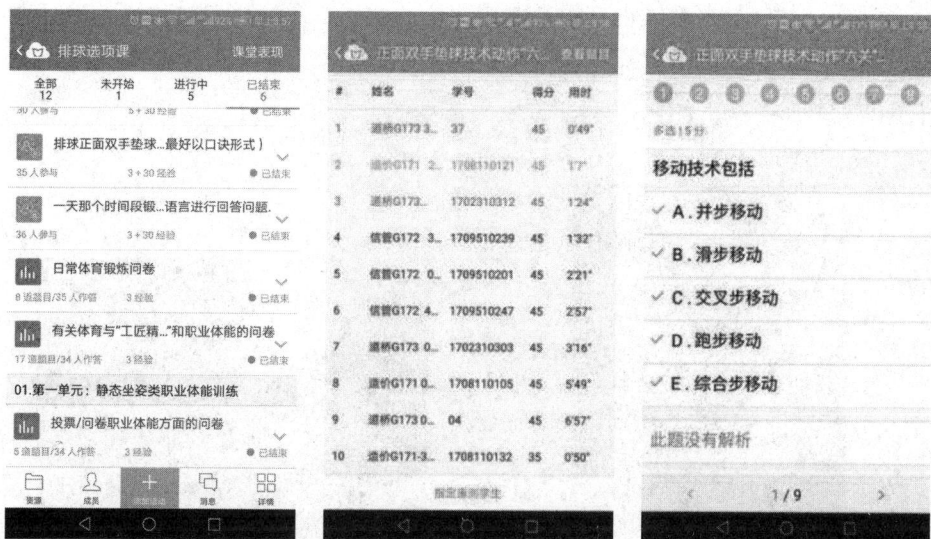

图 5—8 测试功能

　　每学期，教师除利用蓝墨云班课资源库上传相应的理论学习材料之外，在课中进行专门的专题讲座或研讨。针对教学内容，教师制定相应的理论考试试卷上传到蓝墨云班课里，利用课上或课后时间集中进行考试（无论是开卷考试还是闭卷考试），由学生自评、小组评价或教师评价，目的是让每个学生更好地掌握所学的体育理论知识。

　　2. 微课

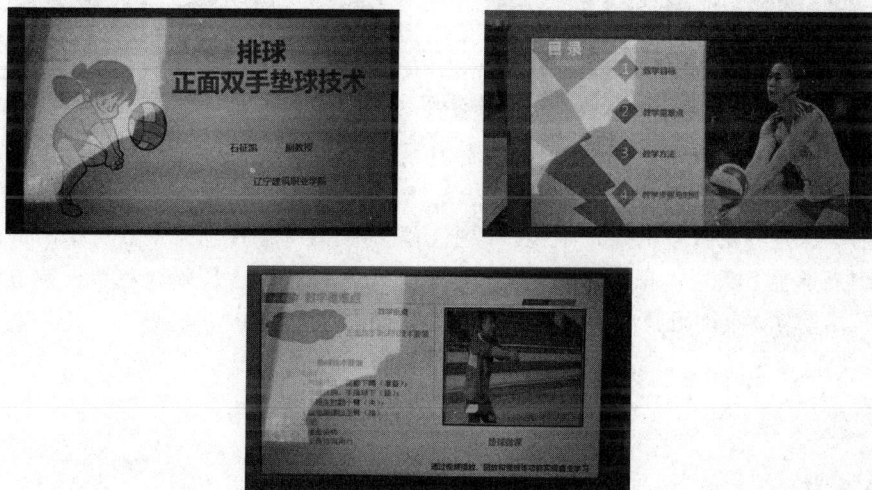

图 5—9 微课

课前，教师根据教学内容提前制定相应的微课。微课材料时间短，内容直观形象，重点、难点、疑点更有利于学生在课前预习、预练，更有利于纠正学生易错的动作。

3. VR眼镜

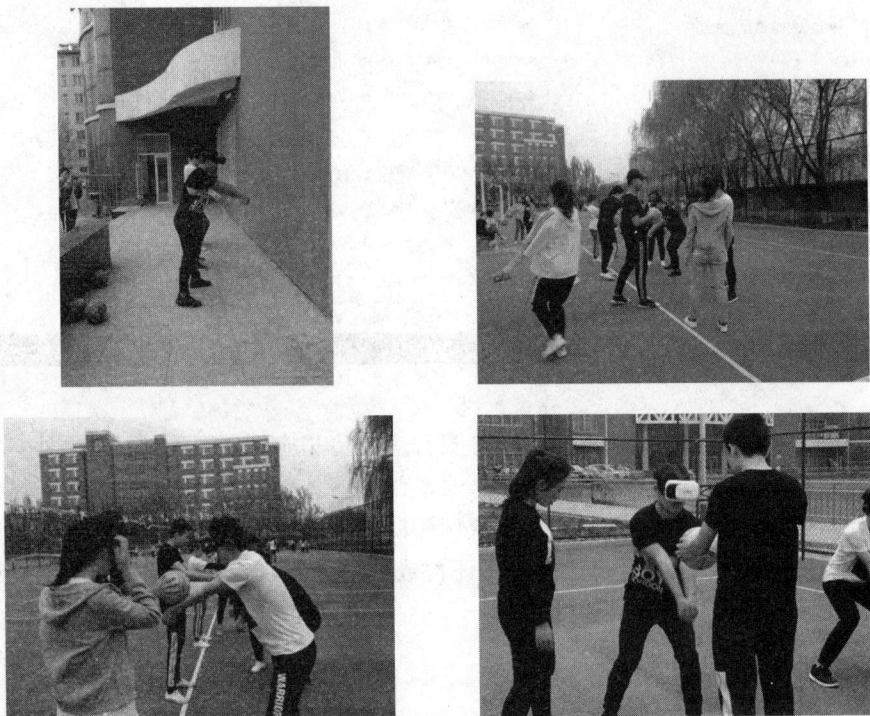

图5—10　学生课上戴VR眼镜进行模仿练习

在课前，教师提前找一些经过系统学习和训练的校排球队队员（篮球、足球、健美操等均可），把每次课的教学内容拍成5～8分钟的短视频，每项教学内容的技术动作、动作要领、教学重点、教学难点等在微课中都能展现在学生眼前。购置一定数量的VR眼镜。课上，教师把微课上传到蓝墨云班课的资源库中。学生下载，将视频切换到VR模式，就可以戴着VR眼镜边看视频边模仿技术动作。VR眼睛的使用可以极大地提高教学效率。

4. 教学视频

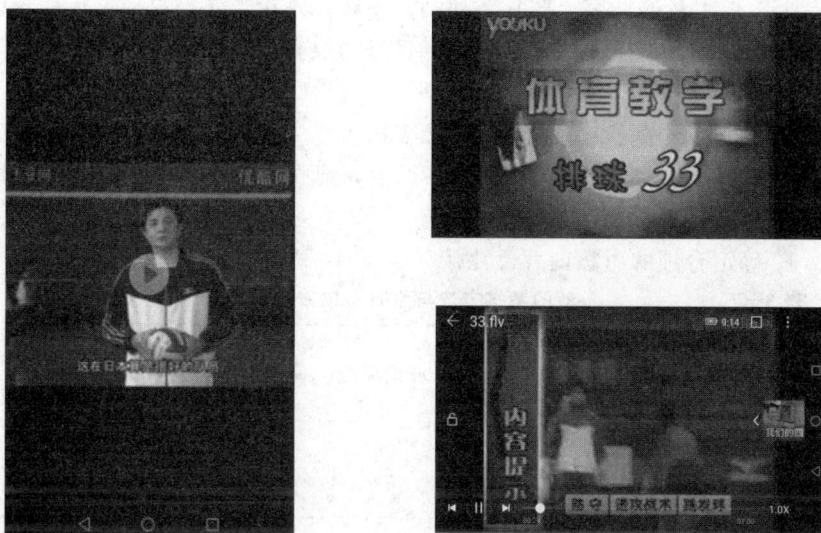

图 5—11　教学视频

　　在课前，教师在网上收集有关排球的教学视频，然后优中选优，选取更适合学生学习的教学视频，上传到蓝墨云班课的资源库中，以便学生课前预习、课中教学学习、课后复习时参考。另外，教师在课上进行动作示范和讲解时建议每个学生实时录像，在学生学习、复习时参考使用。

5. 校园网络教学资源库和教学平台

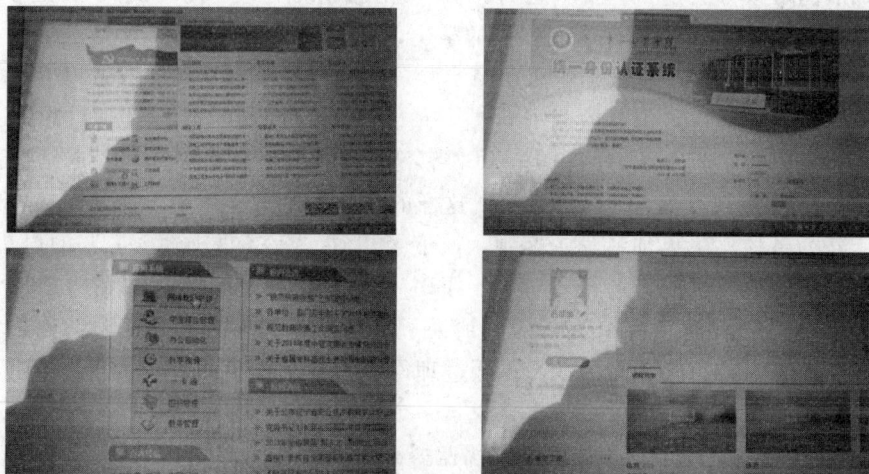

图 5—12　校园网络资源库教学平台

学校校园网络教学平台的建立是一项繁重而细致的工作，教师需要在网络平台上上传大量的文字、图片、动画、视频、理论、考试材料，借助校园网络平台，更好地为学生的课余学习提供良好的媒介。

（五）考核体系激励化

实施一级任务多考制，让学生在多次考核中得到不断提高，改变过去一考定性的考核制度，注重学生的努力程度，充分发挥成绩评价的鉴定和激励功能。

1. 确定合理的考核内容及比例

表 5—7　　　　　　　　新的考核方法与原有考核方法对照表

考核内容	平时成绩	理论成绩	800 米跑、1000 米跑成绩	技评成绩	
				技评 1	技评 2
新考核方法的比例（%）	10	20	30	40	
				20	20
考核内容	平时成绩			技评成绩	
旧考核方法的比例（%）	50			50	

平时成绩包括迟到、早退、旷课、事假、病假。迟到一次扣 2 分，早退一次扣 3 分，旷课一次扣 5 分，事假一次扣 1 分，病假一次扣 0.5 分。事假和病假累计超过 1/3 课时、旷课两次以上取消考试资格。

旧的考核方法是，只要不迟到、不早退、少旷课，平时成绩基本上能得到35~40 分左右。个别上课表现积极的学生，平时成绩更能得到 45 分以上的高分。在选项课上，尽管教师也采用与实验班同样的教学方法和手段，以提高同学们练习的积极性，但是效果非常差，最主要的原因是学生得过且过思想严重，严重阻碍了学生练习的积极性。"练不练也能及格，稍加练习，成绩就能上一个档次，何苦卖力气练球呢?"。这样的想法是绝大多数学生的共同心声。

新的考核方法更加科学、客观，改变了以往"等、靠、懒、散"的思想，每个学生想要及格既容易也不容易。平时占 10%，理论占 20%，耐力素质考试占 30%，技评两项占 40%，四大项丢了哪两项都有不及格的危险，逼着学生必须认真对待每个项目的学习。通过理论学习促进学生的练习实践，学生不再盲目地练习、锻炼。这对学生来说是一个质的飞跃。

2. 建立线上线下评价体系（利用蓝墨云班课教学 APP 软件）

线上评价：针对每次学生上传的练习视频，由学生或练习小组与教师的微课视频、资源库中上传的教学视频材料做对比，对自己进行打分（根据打分标准）；教师同时进行打分和评价。

线下评价：每次上课的时候，随机抽取部分学生，针对上次课的学习内容进行演练，教师安排几名学生给他们分别录制短视频、按照这些同学所在的小组，由小组成员分别打分，教师同时对练习的学生进行打分和评价。

3. 建立"教师＋学生"考评委员会

以前的体育考试都是由教师一支笔决定，多数学生对教师的打分口服心不服。而建立考评委员会则一改此前的参评打分方式。此种方式的具体做法为，教师在每一个班里选取 3～5 名学习优异的学生组成学生评委会，在打分后去掉一个最高分、去掉一个最低分，其余成绩取平均分乘以学生评委会的评分系数（占 30％～40％），教师的打分乘以教师所占的系数（60％～70％），这样的打分方式更趋于合理化公平化，得到学生的高度认可。

（六）课内课外一体化

"课外"体育是"课内"体育的有益补充，是体育教学不可缺少的部分。通过教学改革促进学生自觉地参与课外体育锻炼，为培养学生养成终身体育锻炼习惯奠定良好的基础。

1. 利用蓝墨云班课上传课下练习视频

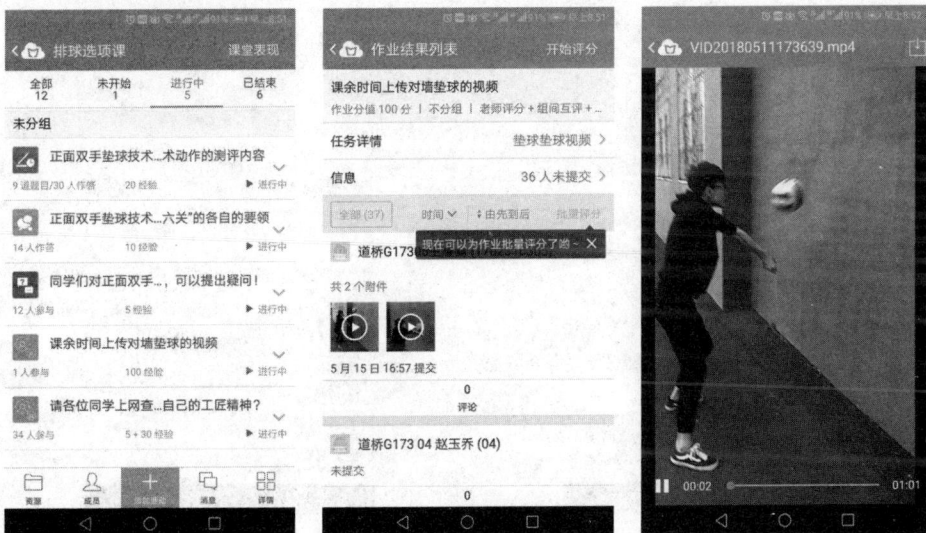

图 5－13　课下上传练习视频

通过上述截屏图片可以看出，上传至蓝墨云班课的练习视频，能够更好地督促学生积极进行课余练习。这样进行练习，学生比较放松、自然，不但能够很快达到练习或考核要求，而且减轻了课上教师考试的压力，学生的练习积极性也更加高涨。

2. 建立悦动圈跑步圈，实时监控学生跑步或走步锻炼情况

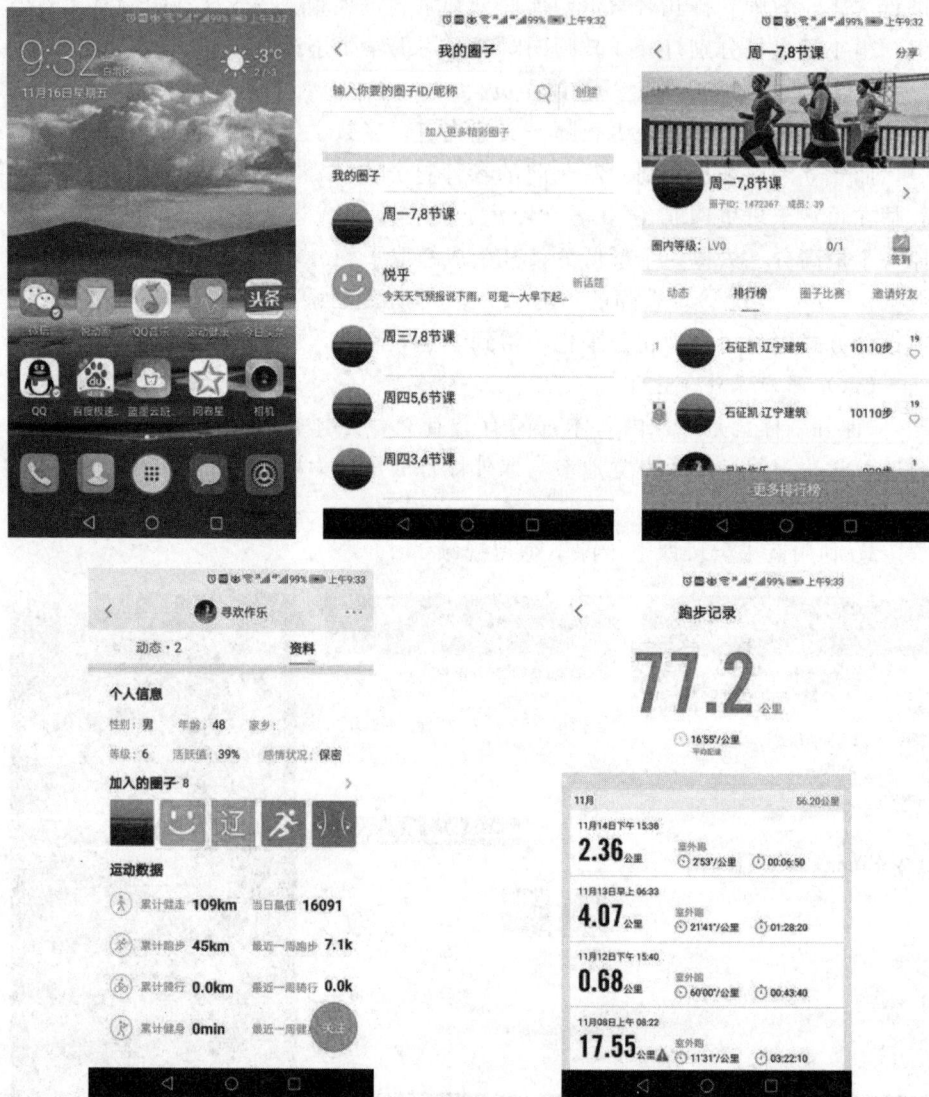

图 5—14

课前，教师和学生共同下载手机悦动群．教师在悦动圈里建立相应的班级群，学生通过手机微信扫描悦动群二维码进入班级群。建议每个学生修改自己的网名为"班级＋学号＋姓名"。对于悦动群的有关事宜，如何科学地进行体育锻炼、锻炼对于身体健康的重要性、如何科学制订日常锻炼计划教师在课上

进行细致的讲解。对于不能跑步，但尚可以坚持锻炼的患病学生以每天走步的步数（公里）为准。对于能跑步的学生，规定平均每天最少跑 3 公里，在期末核算总里程（公里）。课余锻炼占耐力素质（职业体能）考核份额的 2/3，即 60％（总计 30 分）。教师通过班级群可以每时每刻监控每个学生的锻炼情况，对于那些还没有运动的学生及时提出警告。

第六节　结论与建议

一、结论

第一，师资培养校企合作化。深入各系、各企业了解各专业类学生都需要那些职业体能，从而通过有针对性的训练，让每个学生了解该职业职业病产生的机理以及如何预防。加强学生的职业体能训练，对学生加强具有针对性的职业实用型体育教学的学习和练习。教师根据教学实验取得的经验制订职业体能教学计划，研制教学大纲，编制高职实用性体育教材。

第二，教学模式职业化。对在校生、毕业生、系主任和企业管理者进行问卷或访谈调研。从调研结果来看，希望学生在校期间开设两个学期的选项课＋1～2 个学期的职业实用性职业教学课的，分别占调研对象的 37.5％、36.8％、22.7％和 29.2％。前两个学期进行选项教学，使学生掌握一技乃至两技之长。后一到两个学期，也就是职前阶段的体育课重点发展学生的职业体能、职业病预防，使学生掌握一定的职业实用性体育教学知识，为将来工作以后能够有针对性的锻炼，并持续进行体育锻炼打下坚实的基础。

第三，教学方法任务化、教学手段智能化。通过"通关教学法"、"任务驱动教学法"、"小组合作探究法"，让不同运动水平的学生得到不同的提升。对于不同的"关"，学生按照教师规定的教学任务，以小组为单位课前预习，课中研讨学习和练习、课后小组共同练习、提高。同时，借助信息化教学手段，如蓝墨云班课、微课、教学视频、网络教学平台等完成传统教学方式无法达到的教学目标。

第四，考核体系激励化。利用信息化教学手段，规定学生每周上传几次练习视频。教师制定相应的考核标准，由学生自评、小组互评。教师结合期末"教师＋学生考评委员会"评价进行终结性评价，将学生平时学习和练习的整个过程都纳入考评体系之中，使考核更加合理、公平、透明。

第五，课内课外一体化。将课余时间学生进行体育锻炼情况作为考核内容，通过考试的杠杆作用推动学生进行业余体育锻炼。悦动群的实时监控，便于使教师对每个学生锻炼与否、锻炼时长有一个清晰的了解。体育课的教学目标就是培养学生逐渐养成体育锻炼的习惯。学生课上进行技术技能的学习，课后积极进行体育锻炼，真正达到体育教学的最高目标——"课内外一体化"。

二、建议

第一，教师继续深入企业，了解各职业类型企业职业体能情况，挖掘体育教学内容，进而建立更加完善的职业实用性体育教学资源库，制订相应的教学计划，编写具有针对性的校本教材。

第二，进一步加强信息化教学手段在体育课中的运用，录制更加完备的微课，如工厂工间操、银行工间操、椅子操等各种身体素质训练的微课，下载更加丰富的体育教学视频材料供学生使用。

第三，进一步完善校园网络教学平台的建设，丰富教学资源库的内容。

第四，进一步完善评价体系，让学生积极参与到体育考评之中，使考核更加公平、客观、合理。

第五，鉴于蓝墨云班课、悦动群具有一定的局限性，不能更好地为体育教学服务，建议学校与相关软件公司开发适合高职学生特点的体育教学和体育锻炼软件。

第六章　从俱乐部教学模式的运行机制探索高职院校体育教学改革

　　导读： 1999 年 2 月 10 日，江泽民在北京市考察工作时指出："提高人民身体素质的工作，要从青少年抓起。"2000 年 5 月 18 日，国家体育总局制定并下发《关于在全国创办第一批青少年体育俱乐部的通知》，在 17 个省和直辖市的 100 多个单位建立青少年体育俱乐部。全民健身计划的实施重点是青少年，其锻炼习惯的养成、健身方法的掌握，在未来学习、生活和工作中将发挥长远效益。高职教育是我国高等教育的重要一环，高职学制短，体育课学时少，如何改变现有高职体育"本科式"教学，在较短的时间内让学生掌握体育一技之长任重而道远，同时也是摆在高职体育教师面前的一个课题。

　　本课题组成员走访实行俱乐部教学比较好的鞍山师范学院、大连理工大学、沈阳师范大学以及辽宁金融职业技术学院等几家高职院校，在总结其成功经验和失败教训基础上认为，在高职院校体育课开展俱乐部教学应在俱乐部的运行机制、管理机制等方面加以改革。本课题组通过校内教学实验，在俱乐部的管理机制上、运行机制上获得的一定经验，可以为其他高职院校开展体育教学俱乐部提供一定的借鉴和参考。

第一节　引　言

一、问题的提出

　　我国大学体育俱乐部从 20 世纪 80 年代末兴起后便得到迅猛发展，到 2000 年左右则进入相对迟缓期。对此问题，人们进行了很多研究和探索，但却始终没有找到理想的解决办法。1998 年，全国政协科教文卫体委员会会同国家体育总局进行了一次调查，认为我国大学体育俱乐部的发展存在领导重视不够、经费缺乏、场地设施不全和使用率低、体育辅导人员聘用难等问题。在此后的 10 多年里，相关部门为提高我国大学体育俱乐部的水平做了许多努力，而教育部单独组队参加世界大学生运动会的目标至今仍是梦想。问题出在哪里？

笔者认为，根本原因出在我国大学体育俱乐部的运行机制上。由于运行机制不合理，以致我国大学体育俱乐部在管理上、运作上困难重重，举步维艰。由于对我国大学体育俱乐部的运行机制存在理解偏差，造成我国大学体育俱乐部运作发展方向的偏离。因此，本研究试图从当前世界体育强国的体育俱乐部、大学体育俱乐部的成功运作机制和先进管理模式的经验启示中，借鉴国外的成功经验，对我国大学体育俱乐部的运行机制及其管理提出改革建议，以期对我国体育事业、大学体育俱乐部的发展起到一定的推动作用。

第二节　研究意义

第一，理论意义。本研究通过对国外大学体育俱乐部运行机制和管理模式的研究，总结其相关的经验和理论，以此作为建立具有我国特色的大学体育俱乐部的理论基础，希望对建立我国高校体育俱乐部的理论有所补充和完善。

第二，实践意义。本研究对当前我国大学体育俱乐部存在的问题进行了较为深入仔细的分析，分析产生问题的原因，在此基础上提出解决存在问题的思考和建议，所提出的一些具体措施对改良现状具有实践的指导意义。

第三节　辽宁省高职院校体育教学俱乐部运行机制研究现状

一、俱乐部发展历史研究

传统意义上的业余体育俱乐部是由业余体育爱好者出于参加体育活动的需要，以会员制形式组织起来的社会团体，如单项体育俱乐部、综合性体育俱乐部。

从 18 世纪中叶业余体育俱乐部的雏形来看，英国新马克特（Newmarket）的"赛马俱乐部"是通过其成员捐赠资金的形式组织各项活动。该俱乐部的运行模式对欧洲业余体育俱乐部的形成产生了深刻影响。而业余体育俱乐部的成功极大地推动了英国现代体育的发展，使英国成为业余体育俱乐部发展的先驱。它成功的基础在于俱乐部管理者的公正、俱乐部成员对俱乐部的忠诚与义务参与管理。在西方国家，业余体育俱乐部成为面向社会大众开展体育健身娱乐活动的最基层的载体，业余体育俱乐部制度是大众体育得以普遍实行的运行机制。

中国国家体育科研所蔡俊五研究员认为，业余体育俱乐部的特征主要是以体育活动为爱好的人群集合体，它的会员都是利用业余时间参加体育活动，参加俱乐部的各项活动完全出于自愿，任何承认俱乐部章程并愿意履行义务者都可参加。俱乐部实行民主管理。俱乐部属于为其成员提供服务的公益组织，依靠全体成员的奉献精神和自身财力而独立生存发展。

1860 年的英国业余体育联合章程指出："业余选手指从未参加过以获得奖金为目的公开比赛，从未和职业选手一起参加过大奖赛的绅士，是指从来没有以体育教师和体育指导者为职业，获得谋生经费的绅士，以及从来没有做过机工、手工业者和壮工的绅士。"而"所谓职业运动员是指专门从事体育竞赛训练与表演，从中获取报酬，并以此作为生活来源的人"。

二、国内大学体育俱乐部的研究现状

李雁翎在《中国竞技体育运行研究》一书中介绍了美、俄、德、英、法、日、韩、加拿大等各国体育组织的结构以及各国大学生俱乐部的性质、作用与运行等内容。

王港等在《我国高校体育俱乐部的构建形式》一文中，通过对我国一些高校体育俱乐部组织形式、学习与练习方式、学生参与方式等方面的综合分析，揭示了高校体育俱乐部的基本运作模式以及各种模式的特征。

郭李亮《试论市场经济下建立高校体育俱乐部》一文介绍了体育俱乐部的机构设置与人员配备及其经费来源与使用。他认为，体育俱乐部必须具有一个全新的组织机构，机构的设置必须遵循一定的原则，会员费、经营开发性投资收益、社会赞助是体育俱乐部经费的主要来源，对其使用要有原则性。

第四节　研究对象与研究方法

一、研究对象

本课题针对辽宁建筑职业学院 2015 级排球选项班南院 7 个班 273 人、北院 7 个班 285 人进行了为期一年的第一轮教学实验，后又选择辽宁建筑职业学院教学俱乐部、业余体育俱乐部运作机制、管理机制等作为第二轮教学实验研究的对象。

二、研究方法

（一）文献资料法

通过 CNKI 期刊网和有关网站查阅我国近 10 年来关于大学生尤其是高职院校体育教学模式、俱乐部运行机制方面的文献资料 100 余篇，专业书籍 10 余部，阅读学习 10 余部教育学、管理学、体育产业、体育俱乐部及经济学类著作和体育法、社团法、公司法等相关政策法规文件，为本课题的理论研究和实证研究做充分的理论准备。

（二）访谈法

访问省内体育理论方面的专家 10 人，对体育教学模式研究的内容、指标体系广泛地征求专家意见。

（三）教学实验法

分别于 2016 年 9 月至 2017 年 6 月、2017 年 9 月至 2018 年 6 月进行两轮 4 个学期的教学和运行机制实验。

（四）问卷调查法

在本课题的研究中，本课题组成员对省内 100 多家本科、高职院校进行了调研。本科院校开展俱乐部教学模式的有大连理工大学、沈阳师范大学、鞍山师范学院、沈阳工业大学、渤海大学；高职院校开展俱乐部教学模式的有辽宁机电职业技术学院、辽宁装备制造职业技术学院、辽宁金融职业技术学院，在获得大量可靠信息资料的基础上提出本研究的观点和改革措施。

通过对专家的访谈及阅读文献，结合大学体育俱乐部的目的、任务、内容、形式、运作管理和目前存在的问题，设计了"辽宁省高职院校学校体育俱乐部运行机制效果研究"的调查问卷。

（五）数理统计法

利用 SPSS 22.0 对相关数据进行分析。

第五节　研究结果与分析

一、研究结果

（一）相关概念的界定

1. 机制、运行机制及模式

1.1　机制

对于机制的概念有如下几种解释。《辞海》之注释，机制原指机器的构造和动作原理。后来生物学和医学通过类比借用此词。许多学者把机制引入到社会学等领域里，从而机制便有了许多不同的含义。一种观点认为，机制是社会系统运行的各种构成要素之间的相互联系、相互作用的手段、方式及原理。另一种观点则认为，机制是指为实现某一特定功能，一定的社会系统结构中各要素之间以及与外部环境之间相互联系的活动方式和运行规则、原理。机制的形成是构成一事实上社会系统的各要素相互作用的结果，离开了系统的构成要素，机制无从产生。机制要素是机制形成的前提。机制不是功能，而是实现特定功能的运行方式和原理，是系统结构中各要素间相互联系、相互作用的运作规则和原理。

1.2　运行机制

运行在西方管理学界被称之为"operations"，有的译为运作。现在的"运营"一词既包括有形产品生产过程，也包括无形产品的生产过程模式。运行机制是社会学范畴里的一个概念，已非机制之原意。它是指实现某一特定事物目标而建立起来的组织机构及相关的操作规范制度。大学体育俱乐部运行机制是指大学体育俱乐部为开展活动而建立起来的一些相互联系的组织机构及相关的操作规范制度。

1.3　运作模式

"模式"一词源于拉丁文，原是西方学者探讨认识活动的一个专门术语，用以表达认识过程中主体特有的认识功能。中文有图式、模型、构架等不同译法，现通译为模式。《现代汉语词典》对"模式"的解释是，模式即"某种事物的标准形式或使人可以照着做的标准样式"。我国大学体育俱乐部的运作模式是指俱乐部在开展活动时所采用的活动方式。一种事物采用一定的模式是由其功能目标所决定的。一个事物的运作采用何种模式实际上是事物的利益调节、利益分配、利益表达的方式上的表现。大学体育俱乐部运行模式是指我国大学体育俱乐部系统结构中各要素之间及与外部环境之间为利益的实现和调节相互联系的活动方式和运作规则。

2. 大学体育俱乐部

大学体育俱乐部涵盖的内容比较广，由于对体育俱乐部的分类依据不同，以致目前存在许多分类方法。这在实践应用中既易于混淆，也不便于操作研究。因此，本研究特以"大学体育俱乐部"来命名，一是为了表示区别和研究有所侧重；二是能体现大学体育俱乐部的特点，它形象、鲜明且易上口；三是更能体现其公益性性质和非营利性，更便于发挥运行机制之长，更利于在实际运作中取得好效果。

（二）大学体育俱乐部相关研究

1. 体育俱乐部概念的研究

英文"club"的音译就是俱乐部，意指娱乐场所，或叫"总会"、"社交圈"。通常作为一种组织制度来解释，如"为了体育或娱乐目的而聚集起来的人群构成的组织"。

1976年，日本文部省将其定义为："体育俱乐部是以体育爱好者自发性、自主性的结合为基础，为增进健康和促进相互间的协调和睦而进行持续性体育活动的组织。"

德国的海尔曼则认为："体育俱乐部是一个以'自由的成员资格'、'以成员利益为准则'、'不依赖第三者'、'义务参加工作'和'民主决策'为特征的自由团体。"

迟泰棱等认为，体育俱乐部的内涵可定义为是"一种由社会兴办的开展体育活动的组织"。

周进强等认为："体育俱乐部是由企事业单位、社会团体和公民个人利用非国有资产举办的，以开展体育活动为主要内容、以公民个人为组织和服务对象的基层组织。"

韩勇认为："体育俱乐部是人们自愿联合集体从事体育活动的基层组织的不同形式。"

孟宪菊认为："体育俱乐部是通过赛事运作、相关产业开发等市场经济活动，自我发展的体育组织。"

二、对辽宁省高职院校实施俱乐部教学模式的调查分析

（一）辽宁省高职院校开展俱乐部教学模式的现状调查

辽宁省高校俱乐部在国内开展较晚，直到2007年，第一个体育教学俱乐部才在大连理工大学诞生。截至目前，先后有东北财经大学、鞍山师范学院、渤海大学、沈阳工业大学等4所高校组建了体育教学俱乐部，其中尤以大连理工大学体育教学俱乐部的发展速度、规模以及取得的成效最为显著。目前，大连理工大学组建了7个俱乐部，包括19个体育项目。俱乐部根据学生的体育基础，将会员划分为初、中、高三个等级。

辽宁省高职院校开展俱乐部教学比较晚。2013年，辽宁机电职业技术学院开始进行俱乐部教学的尝试。此后，辽宁装备制造职业技术学院、辽宁金融职业技术学院相继开展俱乐部教学。上述3所高职院校开展俱乐部教学的具体情况如下：

1. 学制、学时

学制、每学期开设体育课的周数、每周体育课开设的时数等

表 6-1　　　　　学制、体育课开设的学期数、学期课时、周学时

院校名称	学制	体育课开设学期数	周/学期	学时/周	总课时
辽宁装备	3	2	14	2	56
辽宁金融	3	3	18	2	108
辽宁机电	3	4	18	4	288

依据《中共中央国务院关于加强青少年体育增强青少年体质的意见》（中发［2007］7号）、《中共辽宁省委辽宁省人民政府关于加强青少年体育增强青少年体质的实施意见》（辽教发［2007］22号），按照《全国普通高等学校体育课程教学指导纲要》规定，高等学校要按照国家规定的公共体育课程设置标准，开足开齐上好体育课。一、二年级必须开设体育课。其中，本科院校（含民办独立学院）总课时不少于144学时，专科院校不少于108学时。学校任何部门和个人不得以任何理由削减或挤占体育课时。如表6-1所示，在辽宁装备、辽宁金融、辽宁机电3所院校中，其中两所开课时数达到或超过规定的108学时。辽宁装备制造开设课时严重不足，只有56学时。虽然其采用了先进的俱乐部教学模式，但是没有完成国家规定的课时数。俱乐部教学模式的实施能否达到高职体育的教学目标，达到俱乐部教学的预期，有待进一步探讨。

2. 开设的项目（单项教学俱乐部、单项业余体育俱乐部）

表 6-2　　　　　　　　　体育课教学内容

院校	篮球	排球	足球	健美操	乒乓球	瑜伽	羽毛球	极限飞盘	武术	游泳	网球	轮滑	拳击	散打	跆拳道	腰旗橄榄球
辽宁装备	√	√	√	√	√				√			√				√
辽宁金融	√	√	√	√	√		√									
辽宁机电	√	√	√	√	√	√	√		√			√	√			

如表6-2所示，在开设项目方面，3所院校基本上都把足球、篮球、排球、健美操、乒乓球作为必开项目。同时，辽宁装备制造还增开了武术、轮滑、腰旗橄榄球项目，辽宁机电增开了羽毛球、武术、轮滑、拳击项目，辽宁金融只增开了羽毛球项目。因此，高职院校在俱乐部实施过程中，虽然开设的

项目数量有所不同，但是在操作模式上却大同小异。

3. 考核方法、考核内容

表 6－3 体育课考评方式及内容现状

院校名称	平时成绩（％）	理论成绩（％）	800 米跑/1000 米跑成绩（％）	选项技评成绩（％）	考评模式	
					考教分离	考教不分离
辽宁装备	20		40	40		√
辽宁金融	30		30	40		√
辽宁机电	60		30	10		√

表 6－4 各院校认为更合理的体育课考评方式及内容

院校名称	平时成绩（％）	体育理论（％）	身体素质（％）	技术技能（％）	考评模式	
					考教分离	考教不分离
辽宁装备	20		40	40		√
辽宁金融	40		20	40		√
辽宁机电	20	20	20	40	√	

表 6－3、表 6－4 显示，采用俱乐部教学模式的 3 家院校，没有一家在体育课的考试内容中将体育理论纳入考试范围。这种现象令人费解。难道体育理论不重要吗？在访谈中了解到，辽宁机电的部分教师希望把体育理论纳入考试范围，以提高学生对体育的认识。

4. 俱乐部管理模式

从图 6－1 可以看出，辽宁机电的俱乐部管理模式是以俱乐部管理中心为领导机构，而并非体育部。各单项运动俱乐部是在俱乐部管理中心的统一领导下实施各种教学和其他功能，如制订教学计划、组织教学、安排辅导课、组织各种竞赛以及观摩和学习等。

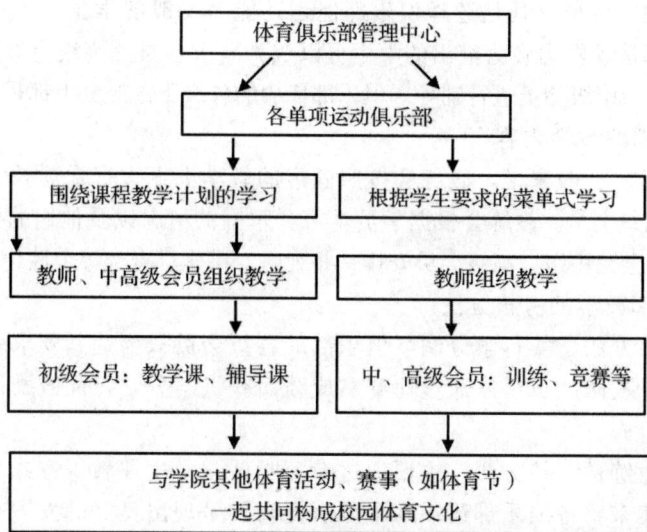

图 6-1　俱乐部管理模式示意图

5. 俱乐部课程设置

一、二年级的学生在选择俱乐部等级上，原则上以初级、中级俱乐部为主。选择俱乐部时可以打破原来的年级、班级，重新组班上课。俱乐部会员可以根据所选择教师的上课时间自由确定自己的上课时间。

以初级、中级俱乐部为主的一、二年级学生每周至少参加 3 次所在俱乐部的活动，包括俱乐部的教学课、课外辅导以及交流比赛等。考核为学分制，每学期考核合格可以获得 1 个学分，共 4 学分。

一、二年级参加俱乐部班级学习的学生可以在自己所选教师上课时间内，用校园一卡通刷卡确认考勤情况，记录的考勤情况将作为学期末和学年末体育成绩评价的重要指标。

6. 俱乐部的组织结构

俱乐部管理中心。由学院教务处、团委、体育部等部门的相关负责人组成，负责俱乐部教学计划的制订、课程的设置以及俱乐部教学的相关管理。设俱乐部中心主任一名，副主任若干名。

各单项俱乐部。负责各俱乐部的日常事务，主要包括俱乐部会员的招收、教练的选聘以及俱乐部间的交流、比赛等。同时，可以根据场地和学员的具体情况，增设新的课程和新的俱乐部。

俱乐部教练。由学院体育教师、高级会员、外聘教师、专业教练等担任。

俱乐部会员。俱乐部分为初、中、高三级，凡是选择俱乐部但运动水平较差的学生为初级会员；凡是选择俱乐部但运动能力一般的学生为中级会员，凡是选择俱乐部运动能力较为突出的学生可以成为高级会员。高级会员须在教练的指导下对初级、中级会员进行辅导。俱乐部任命的各级干部原则上都是高级会员。

7. 俱乐部的教学内容

初级会员。一般来说，教练会按照固定的教学大纲进行常规教学。

中级、高级会员。教练会根据学员学习和掌握的情况以及他们的要求进行灵活的教学，还会给中级、高级会员安排一些观摩、讲座、竞赛等个性化的学习。

8. 俱乐部教学的考核方法

会员考核方法。实行学分制，俱乐部的各级会员只要达到要求就可以获得相应的学分。校队队员可以通过比赛拿成绩而获得学分，以此鼓励他们刻苦训练，为学校争光。

教师、教练员考核方法。主要通过专家听课、学生评教等方式进行评价。

成立几年来，各俱乐部运动水平显著提高，呈现出良好的发展态势。体育教师受聘于各俱乐部，担任俱乐部教练员。俱乐部还外聘教师和高水平运动员担任教练，中级、高级会员可以作为助教对下级会员进行辅导和指导，学生对俱乐部的反馈则通过网上评教等方式进行。高职体育一般来说只开设一年到一年半，学生每周只有一次体育课。而辽宁机电职业技术学院等院校实行体育俱乐部制改革以后，各个俱乐部面向全体学生开放。无论是开设还是不开设体育课年级的学生，都可以利用课余时间参加俱乐部为他们提供的课程学习和活动。由于分项目、分层次、生活化、两年一贯，绝大多数学生参与俱乐部活动的目的已经不仅仅是获得学分，而是就所感兴趣的体育项目进行系统学习，从而使他们的体育运动技术水平在不同程度上得到提高。两年一贯的俱乐部活动使很多学生养成了良好的健身习惯，受到学生的普遍欢迎。

（二）辽宁省高职院校构建俱乐部教学模式的调查分析

1. 调查对象对俱乐部教学模式的前景展望

表 6—5　　　　　高职学生参加体育活动的目的调查（n＝935）

分类	人数	百分比（％）
增强体质	742	79.4
掌握体育技术和技能	324	34.7
提高社会适应能力	628	67.2
休闲娱乐、怡情养性	596	63.7
防病治病	387	41.4

表 6—5 说明，大学生对参加体育活动的价值取向已不是单纯的增强体质

和掌握体育运动技能，对反映体育的社会、文化、心理功能的"提高社会能力"和"休闲娱乐，怡情养性"的选择频率也比较高。这说明，当代大学生的体育意识已经发生了变化，更趋于完善。

表 6－6　　　　高职学生对参加体育活动兴趣的调查（n＝935）

	非常感兴趣	比较感兴趣	不感兴趣
人数	345	504	86
百分比（%）	36.9	53.9	9.2

从表 6－6 统计的结果可以看出，只有 9.2％的学生对体育活动不感兴趣。可见，在校大学生非常渴望参与到体育锻炼中。

表 6－7　　　　高职学生对体育的关注度调查（n＝935）

	很关注	比较关注	不关注
人数	474	318	143
百分比（%）	50.7	34.1	25.2

表 6－7 显示，有相当一部分当代大学生属于体育运动的间接参与者。他们是潜在的体育运动群体，只要为他们创造良好的体育锻炼环境和氛围，他们就会转化为体育运动的直接参与者，俱乐部教学模式则可以为他们提供这样一个有效的平台。

男女生具有不同的兴趣爱好。男生所选的项目主要是大球和室外的小球，如篮球、足球、羽毛球、网球等都是一些室外运动，多是广泛开展、强度大、竞技性强、对抗激烈的项目；女生选择排在一二位的项目是健美操和体育舞蹈。这两个项目，音乐与舞蹈相结合，充分体现了女性美。并且项目的上课地点多在室内，运动强度也不是很大，比较符合女生的身体及心理特点。此调查也反映出大学生在选择运动项目时，充分考虑了走上社会后继续从事锻炼的需要与可能。这为俱乐部提供了开展项目和课程的参考，并加强在这些项目上的师资力量的培养。

表 6－8　　　　对现行教学模式能否满足学生体育需求的态度
（教学管理者 n＝10　教师 n＝73　学生 n＝935）

	能满足		不能满足	
	选择频数	百分比（%）	选择频数	百分比（%）
教学管理者	5	30	10	70
教师	21	28.77	52	71.23
学生	135	14.4	800	85.6

从表6-8调查结果得知,教学管理者、教师和学生的满意度比例都很低,说明现在的教学模式已经不能满足学生对体育的需求。而且从问卷调查了解到,选择"不能满足"选项的教师和学生大多认为,现在的体育课教学模式死板,不能充分调动学生的积极性,上课内容过于肤浅,满足不了进一步学习的需求。而这正是传统教学模式存在的问题。

表6-9　　　　　　　调查对象对开展俱乐部教学模式的态度

(教学管理者 n＝10　教师 n＝73　学生 n＝935)

	喜欢		中立		不喜欢	
	选择频数	百分比（％）	选择频数	百分比（％）	选择频数	百分比（％）
教学管理者	7	70	1	10	2	20
教师	48	65.75	14	19.18	11	15.07
学生	581	62.2	262	28.0	92	9.8

从表6-9调查的935名在校大学生的调查结果来看,绝大多数学生表示喜欢或非常喜欢俱乐部式体育教学,只有10％的学生表示不喜欢。另外,由于辽宁省高职院校俱乐部式教学发展比较慢,可能有很多学生还不了解体育教学俱乐部的概念,对此不能做主观的判断。在有效回收的73份教师问卷中,有65.75％的教师表示支持开展俱乐部教学。而在教学管理者中,表示支持的比例则更高。

2　高职院校从事公共体育的师资情况

2.1　年龄结构

年龄一般体现一位教师知识和经验的丰富与否,在一定程度上也反映师资队伍的教学能力、科研能力和创新能力。年龄结构是师资队伍结构组成中很重要的一部分。

调研得知,30岁以下的教师占全部比重的17.99％,30～40岁的教师占30.21％,40～50岁的教师占29.50％,而50岁以上的教师的比重仅占22.30％。这说明,教师队伍以中老年教师为主。30～50岁年龄段教师精力充沛,思维活跃,教学经验也比较丰富,是体育教学的中坚力量。而其比例占到59.71％,说明辽宁省高职体育教师的年龄结构比较合理。

2.2　学历结构

学历是一名教师文化素质水平高低的体现。它虽然不能代表一名教师教学水平的高低,但却能体现一名教师受正规教育的程度。在被调研教师中,硕士的比例占24.55％。在任课教师中,本科学历教师所占的比重最大,达到

71.86％，而专科学历的教师仅占 1.2％，说明我省高职院校体育教师的学历层次在逐渐提高，而且有部分教师还在通过在职等途径进一步提高学历层次，为体育俱乐部的开展提供了师资基础。

2.3　职称结构

教师职称是教师综合能力（包括教学能力、科研能力等）的体现。在调查的 10 所高校的所有 139 名教师中（其中女教师 43 人），助教 19 人，占总数的 13.67％；讲师 61 人，占总数的 43.88％；副教授 47 人，占总数的 33.81％；教授 12 人，占总数的 8.63％。这一职称比例比较合理，有利于俱乐部教学的开展。

2.4　教师专项技术结构

专业结构是指教师队伍中各专业教师的比例状况，本研究的教师专业结构是指我省高校体育教师中，教师专业的比例状况。随着科学技术的快速发展，社会对各级专门人才的需求提出新的更高的要求。近年来，高校中休闲娱乐类的项目如野外生存，攀岩等发展迅速，比较受学生欢迎。但是，在高职院校体育教师中，教球类和田径的教师占绝大多数，而能教授学生喜爱的健身操类、舞蹈形体类、休闲娱乐类项目的教师人数偏少。由此可见，为了让更多的学生能选上自己所喜爱的体育项目，师资力量有待加强。

3. 高职院校现有体育场馆

体育场馆是指为了满足运动训练、运动竞赛和群众健身娱乐的需要而专门修建的各类运动场所的总称。它是高校正常开展体育教学、课余体育训练的必要物质条件和重要载体，是顺利完成课余体育训练目标的重要保障。因此，了解和分析辽宁省高校体育场馆的现状对进一步加强和改进辽宁省高校体育工作有着十分重要的意义。

在对我省高校体育场馆满意度的调查中得知，学生认为不满意的达到 36.79％，教学管理者和教师不满意的分别达到 30％和 46.58％，表明我省普通高校体育场馆的建设已经落后于体育教学的发展，不能完全满足学生上课、学习和课余锻炼的需要，这种状况有待改进。近年来，各院校为保证体育课教学的正常开展，十分重视体育场馆的建设和体育器材的配备。但事实是，除了部分院校体育场馆和器材配备状况较好外，大部分学校的场馆、器材都达不到国家规定的标准。

（三）辽宁建筑职业学院进行的俱乐部两轮教学实验的结果分析

1. 第一轮教学实验结果分析

1.1　从平时上课来看

表 6－10（1）　　　　　　第一学期学生上课出勤情况表

	迟到（人次）	早退（人次）	旷课（人次）	事假（人次）	病假（人次）
实验班（273 人）	17	0	0	0	0
对照班（285 人）	33	27	35	58	32

表 6－10（2）　　　　　　第二学期学生上课出勤情况表

	迟到（人次）	早退（人次）	旷课（人次）	事假（人次）	病假（人次）
实验班（273 人）	8	0	0	0	0
对照班（285 人）	39	42	47	63	35

表 6－10 反映出，从整个 14 周 14 次课的上课情况来看，实验班的学生只在实验初期的一两周出现过迟到现象。由于采取较为灵活的上课制度，凡是生病、有事均可以不用来参加体育课的学习，当其身体好转或没有其他事情的情况下，只要没有其他课即可以来参加体育课的学习，所以直接排除了事假、病假。另外，绝大多数学生是自己愿意来上课，而且每次课上学生都能够从身体素质、职业体能、职业体能理论、排球课的学习中学到有益的东西，因此排除了早退、旷课现象。在教学之初，教师对于两种教学班的学生都提出明确要求，并且一再重申上课纪律，而对照班的同学依然故我。经过侧面调查了解到，对照班的学生认为，体育课考核内容为平时 50 分、技评 50 分，而且一学期技评只考一项，课上的时间非常充裕，所以很多学生心生厌倦，多次早退、旷课。另有一些学生借故请假，以此逃避体育课。

实验班的学生则不同，273 人在 14 次课中仅有 17 人次迟到。学生们反映，每次课都有 30 分钟的身体素质（职业体能）练习内容，而且内容不断翻新。身体素质练习结束时，教师统一安排同学们休息。在休息的时候，大家团团围坐，教师每次课都进行专题性质的理论讲座。同学们非常喜欢这种授课方式，既得到了休息，又能够通过讲授、探讨、研究学习理论知识，丰富自己体育保健、运动休闲等方面的知识。理论讲授结束，进入排球专项教学内容。整堂课身体素质（职业体能）练习 30 分钟、理论学习 10 分钟，50 分钟为学习和练习时间。技评考试共两项：一为正面双手垫球技术；一为正面双手传球技术。两项内容的考试方法与对照班的考试方法完全一样，都是两人一组，相隔 4～5 米对垫或对传。满分为 50 个，30 个及格。由于时间紧、任务重，课上所有学生都不能也不敢偷懒，甚至在课余时间自己练习。学生上课的氛围特别好，所以除非不得已，很少有学生早退、旷课、请事假或病假。

　　1.2　体育保健及相关职业体能理论的掌握情况

表 6-11（1）　　　第一学期体育理论知识掌握情况对照表

	职业体能知识	体育锻炼基本知识	运动损伤急救	职业病及其预防	科学减肥	运动量、运动强度的控制
实验班（273人）	257	273	273	273	264	273
对照班（285人）	35	72	20	14	89	53

表 6-11（2）　　　第二学期体育理论知识掌握情况对照表

	职业体能知识	体育锻炼基本知识	运动损伤急救	职业病及其预防	科学减肥	运动量、运动强度的控制
实验班（273人）	273	273	273	273	273	273
对照班（285人）	28	65	36	13	102	54

　　表 6-11、表 6-12 显示，实验班的学生通过课上理论专题的讲座，对以上的调查内容都有所了解。而对照班的学生则通过其他渠道，如电视、电脑、手机等媒体对相关内容了解一些，但知之甚少，不全面。通过理论专题讲座，激发了学生们学习了解有关职业病及其预防、运动保健、科学减肥等知识的热情。现在学习的手段多种多样，但是能不能主动学习、学什么很关键。很多学生从幼儿园开始直到大学，很少接触体育理论、体育保健方面的知识，绝大多数学生在体育锻炼时不知道怎么控制自己的锻炼方法、锻炼手段、运动量，运动强度也不会控制，往往造成原本不该发生的运动损伤的发生。对于职业类院校，绝大多数学生没有听说或接触过职业体能。虽然有一部分学生知道一点有关职业病的知识，但觉得离自己比较遥远。所以，改变高职院校体育教学模式以适应职业院校体育课教学势在必行。

　　1.3　体质监测指标情况对照

表 6－12（1）　　　　第一学期体能测试成绩对照表（男生）

	50 米跑（秒）	立定跳远（cm）	引体向上（个）	坐位体前屈（cm）	1000 米跑（秒）	肺活量
实验班（273 人）平均成绩	6.9±0.3	243.9±5	14.3±2	26.6±5	228±10	4378±200
对照班（285 人）平均成绩	7.3±0.3	231.6±5	7.4±2	24.4±5	257±10	3865±200

表 6－12（2）　　　第一学期体能测试成绩对照表（女生）（续表）

	50 米跑（秒）	立定跳远（cm）	仰卧起坐（个）	坐位体前屈（cm）	1000 米跑（秒）	肺活量
实验班（273 人）平均成绩	9.0±0.3	169.3±5	37.1±3	28.4±5	237±10	3274±200
对照班（285）平均成绩	9.6±0.3	160.7±5	28.6±3	26.7±5	258±10	2652±200

表 6－13（1）　　　　第二学期体能测试成绩对照表（男生）

	50 米跑（秒）	立定跳远（cm）	引体向上（个）	坐位体前屈（cm）	1000 米跑（秒）	肺活量
实验班（273 人）平均成绩	6.8±0.3	239.9±5	15.3±2	28.6±5	220±10	4248±200
对照班（285 人）平均成绩	7.3±0.3	231.6±5	7.4±2	24.4±5	257±10	3865±200

表 6－13（2）　　第二学期体能测试成绩对照表（女生）（续表）

	50 米跑（秒）	立定跳远（cm）	仰卧起坐（个）	坐位体前屈（cm）	1000 米跑（秒）	肺活量
实验班（273 人）平均成绩	8.8±0.3	172.3±5	39.4±3	30.5±5	230±10	3358±200
对照班（285 人）平均成绩	9.6±0.3	160.7±5	28.6±3	26.7±5	258±10	2652±200

表 6－13 显示，在 6 项体能测试当中，只有坐位体前屈一项实验班和对照班差距不明显，其他 5 项差距非常明显。通过 14 周的教学实验，每次课都安排耐力素质练习，并将力量、速度、柔韧性、协调性练习内容穿插其中。由于新的教学模式激发了学生的锻炼热情，每次课，教师留的课后锻炼内容、课后查找体育理论知识，同学们都能够很好地完成。另外，每周要求至少 3 次以上、每次不少于一个小时的锻炼。业余体育俱乐部的开展，为实验班学生提供了良好的学习和锻炼机会。全方位地对学生进行考核，同样激发了学生积极投身于体育锻炼的热情。对照班学生则单纯地依靠一周一次课上 90 分钟的练习，课下也没有体育锻炼的硬性规定，绝大多数学生没有锻炼的热情，只有少部分学生能够参加课余体育锻炼。所以，有限的课时远远达不到有效提高学生各项身体素质的要求。

1.4　俱乐部教学课教学效果（排球课）

斜线下面的"1"代表第一学期，"2"代表第二学期，上面的数字代表授课学时数。

1.4.1　初级班（24 学时）

垫球技术：正面双手垫球技术 5/1，侧垫球技术 0.5/1，背垫球技术 0.5/1。

传球技术：正面双手传球技术 5/1，侧传球技术 1/1。

发球技术：上手发球技术（男生），下手发球技术（女）5/2，侧手发球技术 1/2。

扣球技术：四号位扣球技术 6/2。

1.4.2　中级班（24 学时）

垫球技术：单臂垫球、单手垫球 2/1；挡球技术、低姿垫球技术 2/1。

传球技术：低姿传球、背传球技术 2/1；跳传球技术 2/2。

发球技术：上手发飘球技术（男）、勾手发飘球技术（女）4/2，侧手发飘球技术 4/1。

扣球技术：三号位扣快球技术（近体快、短平快、背快、背飞）4/2。

拦网技术：单人拦网技术 1/1。

战术配合："五一"配备 1/1，"中一二"进攻阵形 1/2，"边跟进""心跟进"防守阵形 1/2。

1.4.3　高级班（24 学时）

垫球技术：前扑垫球技术 1/1，滚翻垫球技术 2/1，鱼跃救球技术 2/1。

传球技术：各种高度、远度、角度的调整传球练习 3/2。

发球技术：上手发大力球技术 2/1，勾手发大力球技术 2/1，跳发飘球技术 2/2，跳发大力球技术 2/2。

扣球技术：二号位半快球 1/1，五号位、六号位后排扣球技术 1/2。

拦网技术：双人、3 人拦网技术 1/1。

战术配合："四二"配备、"插上"进攻战术、五人与四人接发球战术、"双卡"、"内撤"防守战术、立体进攻战术 4/2。

技评考核内容

第一学期

实验班：

初级班：正面双手垫球技术、正面双手传球技术。

中级班：

（1）传垫球技评。两人一组相距 4 米，对传、垫。传球、垫球技术考试，100 个来回满分，60 个来回及格。

（2）侧手发飘球技术技评。每人发 10 个球，过网 6 个为及格，全过为满分。球擦网带或打在边线、端线、死角的，一个球为 2 分，连续出现三种以上情况的也视为满分。

高级班：

（1）前扑、滚翻垫球以及鱼跃救球技术考评，两人一组，一人抛球，另外一人至少作出两种技术动作为及格，能完整作出鱼跃救球技术的为满分。

（2）上手发大力球技术、勾手发大力球技术各 10 个，过网 6 个球为及格，全过为满分。球擦网带或打在边线、端线、死角的，一个球为 2 分，连续出现三种以上情况的也视为满分。

对照班：

（1）垫球技评。要求：两人一组，间隔 4 米左右。50 个为满分，30 个及格。每人给两次机会，取两次中的最好成绩。考试中间球掉了为一次结束，中间可以用单手、单臂接球或脚踢球。

（2）传球技评。要求：两人一组，间隔 4 米左右。50 个为满分，30 个为及格。每人给两次机会，取两次中的最好成绩。考试中间球掉了为一次结束，中间可以用单手、单臂接球或脚踢球过渡，但不算掉球。

（3）800 米跑、1000 米跑成绩标准。

3′25	3′30	3′35	3′40	3′45	3′50	3′55	4′00	4′05	4′10	4′15
100	95	90	85	80	75	70	65	60	55	50
4′20	4′25	4′30	4′35	4′40	4′45	4′50	4′55	5′00	5′05	
45	40	35	30	25	20	15	10	5	0	

第二学期：

（1）发球技评。①初级班：上手发球、下手发球技术技术。②中级班：上手发飘球技术（男）、勾手发飘球技术（女）。③高级班：上手、勾手、跳发飘球、大力球技术（任选几个）。要求，每人 10 个球，发过网 6 个球为及格，10 个为满分。擦网带、打边线、打死角的一个为 2 分球。每人给两次考试机会。

（2）扣球技评。①初级班：四号位扣球。②中级班：三号位扣球。③高级班：二号位、五号位、六号位扣球。

考试要求：每人扣 5 个球，扣过 2 个为及格，扣过 3 个为良好，扣过 4 个以上为优秀。

对照班：

上手发球技评（男生）、下手发球技评（女生）。要求：每人 10 个球，发球过网 6 个为及格，发球过网 10 个为满分。球擦网带、打边线、打死角一个为 2 分。每人两次考试机会。

3.800 米跑、1000 米跑成绩标准

3′25	3′30	3′35	3′40	3′45	3′50	3′55	4′00	4′05	4′10	4′15
100	95	90	85	80	75	70	65	60	55	50
4′20	4′25	4′30	4′35	4′40	4′45	4′50	4′55	5′00	5′05	
45	40	35	30	25	20	15	10	5	0	

学生活动：

第一，学生上课的态度：很少出现迟到、请假现象，杜绝了早退和旷课现象。

第二，上课的积极性。

耐力练习：练习内容不再是单纯的跑圈。耐力素质练习采取匀速跑圈、变速跑圈、耐力接力、12～15 分钟限时跑等。

力量与速度练习：男女生俯卧撑、指卧撑、俯卧击掌、仰卧起坐、侧仰卧起坐、两头起后接 20～30 米冲刺跑。

柔韧性练习：耐力练习完以后，马上进行身体各关节拉伸运动。

协调性练习：同侧跑跳击脚掌练习、向前跑跳在空中左脚脚尖踢右脚脚后跟、反向脚后跟踢脚尖练习。

弹跳练习：二级蛙跳、多级蛙跳、原地三级跳、原地多级跳以及 20 米、30 米、40 米往返单腿左腿去右腿回接力。

每次课，除了耐力练习时间固定在 15 分钟左右外，其他练习内容穿插进行，使学生的各项身体素质都能得到提高。

教师活动。教师授课方法与教师授课内容：

两个学期，每个学期由于教学内容的增加，每次课在身体素质练习内容之外，还要准备不同的专题讲座、进行课上答疑以及生生互动、师生互动。选项教学内容由于时间紧，尽量做到精讲多练，采用发现式、探究式、通关教学法等提高教学效率。

技评考核标准：正面双手垫球技术（对照班考）、正面双手传球技术。

实验期间计划总计学时：$14 \times 2 = 28$（学时），最大学时数为 $14 \times 2 \times 7 = 196$（学时）。最少为 28 学时。按照俱乐部教学模式的课时规定，在一个学期内，只要完成规定课时的 50% 就可以申请技评考试；完成 28 学时，可以申请两项技评考试。由于只实行了一项（排球）俱乐部的实验，所以学生没有其他选择。在正常情况下，允许学生在完成规定的课时以后可以学习其他项目，或参加其他俱乐部教学课的学习。

表 6-14　两个学期学生参加俱乐部教学实验上课的次数和学时数及比例

课次	14	15 | 20	21 | 25	26 | 30	31 | 35	36 | 40	41 | 45	46 | 50	51 | 55
课时	28	30 | 40	42 | 50	52 | 60	62 | 70	72 | 80	82 | 90	92 | 100	102 | 110
第一学期学生所上的课时人数	12	7	31	55	33	28	25	30	20
第二学期学生所上的课时人数	0	0	5	2	3	21	18	22	35
第一学期所占比例（%）	4.39	2.56	11.36	20.15	12.09	10.26	9.16	10.99	7.33
第二学期所占比例（%）	0	0	1.83	0.73	1.10	7.70	6.60	8.06	12.82

课次	56 | 60	61 | 65	66 | 70	71 | 75	76 | 80	81 | 85	86 | 90	91 | 95	96 | 98
课时	112 | 120	122 | 130	132 | 140	142 | 150	152 | 160	162 | 170	172 | 180	182 | 190	192 | 196
第一学期学生所上的课时人数	26	17	4	2	4	2	0	0	0
第二学期学生所上的课时人数	74	63	57	31	36	14			
第一学期所占比例（%）	9.52	6.23	1.47	0.73	1.47	0.73			
第二学期所占比例（%）	27.11	23.08	20.88	11.36	13.19	5.13			

俱乐部教学模式实行"三自主"，即自主选择上课时间、自主选择上课项目、自主选择上课教师。由于是教学实验，实验期间只采用排球项目作为实验项目。但这不能满足学生自主选择上课项目。从表6－14两个学期的上课次数可以看出，第一学期只有12人按照28课时的教学任务进行学习，其他261人均超过规定的上课次数和上课学时。从上课开始到课程结束，最多上课次数为14周，每周7次课，共为98次课。在所有参加实验的学生中，上课81～85次者2人。这两人几乎每周上6次体育课。超过66次课者达到16人次。这些学生平均每周上课达4次以上。这两类学生多以中级班和高级班的学生居多。达到25～30课次的为223人次。这些学生最少每周参加两次体育课。从第二学期排球教学俱乐部实验结果来看，严格按照14周课达到28学时的人为0，达到30～40学时的为0，达到51～170学时的占74%。第二学期，学生主动多上课的次数和学时较第一学期有显著变化，说明第二学期学生对俱乐部教学课有了新的认识，表明绝大多数学生已经渐渐喜欢上了这种教学模式。过去有很多学生不喜欢体育课，喜欢体育课的又受课时、课次的限制。而教学实验充分满足了学生打破常规课次、课时羁绊的愿望。

1.5　体育成绩考核对照表

表 6－15　　　　　　新的考核方法与原有考核方法对照表

考核内容	平时成绩（％）	理论成绩（％）	800 米、1000 米成绩（职业体能）（％）	技评成绩（％）	
				技评 1	技评 2
新考核方法的比例（％）	20	20	20	40	
				20	20
考核内容	平时成绩			技评成绩	
旧考核方法的比例（％）	50			50	

表 6－16（1）　　　　　　第一学期垫球、传球技评考核表

	正面双手垫球技术（初级班）								正面双手传球技术（初级班）							
	50 | 46	45 | 41	40 | 36	35 | 31	30 | 26	25 | 21	20 | 16	15 | 11	50 | 46	45 | 41	40 | 36	35 | 31	30 | 26	25 | 21	20 | 16	15 | 11
实验班（235 人）	56	107	39	23	7	2	1		62	118	43	7	4	1		
所占比例（％）	23.8	45.5	16.6	9.8	3.0	0.9	0.4		26.4	50.2	18.3	3.0	1.7	0.4		
对照班（285 人）	23	49	64	55	42	20	20	12								
所占比例（％）	8.1	17.2	22.5	19.3	14.7	7.0	7.0	4.2								

表 6－16（2）　　　　　　第二学期发球技评考核表

	上手发球							
	10	9	8	7	6	5	4	3
实验班（235 人）（初级班）	56	107	39	23	7	2	1	
所占比例（％）	23.8	45.5	16.6	9.8	3.0	0.9	0.4	
对照班（285 人）	23	49	64	55	42	20	20	12
所占比例（％）	8.1	17.2	22.5	19.3	14.7	7.0	7.0	4.2

　　从表 6－15、表 6－16（1）和表 6－16（2）可以看出，实验班的考核方法更全面，将身体素质、体育理论（职业体能理论）都纳入考试范围。而对照班只把平时成绩和排球技术评定作为考核项目，过于片面。第一学期对照班只考正面双手垫球技术，实验班考垫球与传球技术。第二学期，实验班和对照班

都有发球考试。但是，对实验班的扣球考试成绩不做比较，实验班学生实际上还是考两项内容。虽然总体上实验班比对照班少了 44.4% 的专项练习时间，但是对照班学生依然不如实验班学生的考试成绩好，说明成绩的好与坏与练习的时间长短并不成正比，而与学生的练习兴趣、教师的教学手段和教学方法有着直接的关系。

表 6-17　　两个学期 800 米跑（女）、1000 米跑（男）成绩对照表

			3'25|3'35	3'36|3'45	3'46|3'55	3'56|4'05	4'06|4'15	4'16|4'25	4'26|4'35	4'36|4'45	4'46|4'55	4'56|5'05	5'06|5'15	5'16|5'25	5'26|5'35
第一学期实验班（273）	男210人	成绩	18	33	46	65	17	15	9	7					
		占比(%)	8.57	15.71	21.90	30.95	8.10	7.14	4.29	3.33					
第二学期实验班（273）	男210人	成绩	23	41	49	75	10	6	3	3					
		占比(%)	10.95	19.52	23.33	35.71	4.76	2.86	1.43	1.43					
第一学期实验班（273）	女63人	成绩	3	12	26	8	6	4	2	1	1				
		占比(%)	4.76	19.05	41.27	12.70	9.52	6.35	3.17	1.59	1.59				
第二学期实验班（273）	女63人	成绩	5	14	25	10	7	2							
		占比(%)	7.94	22.22	39.68	15.87	11.11	3.17							
对照班（285）	男204人	成绩	3	11	17	30	35	48	23	11	10	7	5	3	1
		占比(%)	1.47	5.39	8.33	14.71	17.16	23.53	11.27	5.39	4.90	3.43	2.45	1.47	0.49
	女81人	成绩		2	13	21	13	17	6	4	2	1	1	1	1
		占比(%)		2.46	16.05	25.93	16.05	20.99	7.41	4.94	2.46	1.23	1.23	1.23	1.23

从表 6-17 得出，女生 800 米跑、男生 1000 米跑耐力素质考试，及格成绩都定为 4'05。实验班低于及格线以下者，第一学期，男生 48 人，占比 22.86%；女生 14 人，占比 22.22%。第二学期，男生 22 人，占比 10.48%；女生 9 人，占比 14.29%。对照班及格线以下者，男生 143 人，占比 70.09%；女生 45 人，占比 55.56%。说明没有考试作为杠杆约束，很多学生是不会积极加强练习的。

新的平时成绩主要以学生参加晨练和下午课余体育锻炼时间与次数作为考核标准，每周晨练次数不得低于 3 次，下午参加业余体育锻炼次数不得低于 3 次，时间不得少于 60 分钟。这是标准，符合要求即为合格。达到良好者每周晨练次数、下午锻炼次数不得低于 5 次，时间不得低于 60 分钟；优秀者早上和下午锻炼保证每天参加，同时锻炼时间平均超过 120 分钟。对于不合格者实行一票否决制，不得参加评优、评奖助学金。这种做法杜绝了旧的平时成绩当中事假、病假、旷课、早退现象。上课时间和上课次数的灵活性，能够保证所有的实验学生超额完成规定的要求。

旧的平时成绩包括迟到、早退、旷课、事假、病假。迟到一次扣 2 分，早退一次扣 3 分，旷课一次扣 5 分，事假一次扣 1 分，病假一次扣 0.5 分。事假和病假累计超过 1/3 课时、旷课两次以上取消考试资格。

旧的考核方法是，只要我不迟到、不早退、少旷课，平时成绩一般能得到 35~40 分。个别上课表现积极的学生，平时成绩能得到 45 分以上的高分。在选项课上，尽管教师也采用与实验班同样的教学方法和手段以提高同学们练习的积极性，但是效果非常差，最主要的原因是学生得过且过思想严重，不能调动学生练习的积极性，"练不练也能及格，稍加练习，成绩就能上一个档次，何苦卖力气练球呢？"这样的想法是绝大多数学生的心声。

新的考核方法更加科学、客观，使学生改变了"等、靠、懒、散"的思想。每个学生想要及格既容易也不容易，平时占 20%，职业体能理论占 20%，职业体能素质考试占 20%，技评两项占 40%，四大项丢了哪两项都有不及格的危险，逼着学生必须认真对待每一项学习。通过理论促进学生的练习实践，学生不再盲目地练习、锻炼，使学生能够较科学地指导自己学习和锻炼。这对学生来说是一个质的飞跃。

1.6 课外体育活动情况对照表

调查结果显示，参加晨练次数，第二学期参加 0 次、1 次、2 次的总计 17 人，第一学期有 26 人，对照组有 136 人。第二学期好于第一学期，实验班学生在各方面明显好于对照班学生。每周晨练超过 3 次以上者，第二学期好于第一学期，而且实验班远远好于对照班的情况。每周参加晨练的时间，第二学期好于第一学期，而且实验班远远好于对照班。通过学生实验反馈表以及两个学期的严格考勤，客观地反映了学生的出勤情况：每天下午参加体育锻炼的次数和每次锻炼的时间，第二学期的实验班情况好于第一学期的实验班。两个学期，实验班都远远好于对照班的情况。说明传统的教学模式、考核方式对许多学生没有起到应有的作用。在此情况下，许多学生对参加体育锻炼的意识越来越淡漠。这是值得广大体育工作者思考的问题。

三、国外体育俱乐部的管理与运行机制

（一）日本及欧洲体育俱乐部的管理和运行机制

1. 日本体育俱乐部的管理

日本共有社区俱乐部 370400 个。其中，单一型体育俱乐部有 340800 个，占 92%；综合型有 2960 个，占 8%。会员 116940000 人，俱乐部平均会员 3112 人，占人口比例的 9.3%，占体育人口的 24%。日本政府为解决单一型社区俱乐部容纳会员少、运作困难的问题，借鉴德国、英国、法国等经验，从 1995 年开始，以 3 年为一周期，积极推广综合型社区体育俱乐部。1998 年，日本政府通过 NPO 法（特定非营利活动促进法），予以社区俱乐部法人资格，支持其活动，社区俱乐部以非营利法人身份进入运营活动。日本政府不但制定了综合型社区体育俱乐部的标准，还加大政府投入，仅 1998 年，日本文部省就为综合型社区体育俱乐部财政拨款 1.7 亿日元。

日本社区体育俱乐部管理体制分为三级。第一级是政府机构即市区町村教委（下设体育科），主要进行宏观管理；第二级是社区体育组织、社会团体协会，如市区町村体育协会，如体育指导员协会、休闲协会等，负责广泛筹措资金，吸纳社会各界人才；第三级是民间性质的组织，如大财团、大企业、私人业主等自发筹建的体育中心场馆等。日本社区体育俱乐部的运行机制是在自主经营基础上，政府也予以扶持。并且日本学校与社区俱乐部做到了关联互动，形成了良好的运行互动模式。日本的体育指导员是职业体育指导员与志愿指导员相结合的模式。同时，日本政府注重社会体育指导员的知识更新和培养，向有资格的体育指导员经常性地提供新的信息，使其不断丰富知识，增强技能。每年召开一次全国性体育指导员进修交流会，同时每 4 年重新培训一次。此外，为了体验国外先进的体育活动体制，日本政府每年选派体育指导员到国外进修或进行交流活动。

2. 德国体育俱乐部的管理

德国的社区体育俱乐部基本上是综合型社区体育俱乐部。德国社区俱乐部的基本特征为：

第一，公益性质相当突出，不能以营利为目的。德国公民作为纳税人有权享受政府为纳税人提供的服务，而参加这类体育俱乐部已成为德国人的生活方式之一。

第二，体育俱乐部采取政府扶持加俱乐部自主经营的运行管理模式。

第三，自愿性和大众性。德国大众体育活动开展得很好。德国仅有6千多万人口，却有2400万个体育俱乐部。这与政府的大力支持是分不开的。德国政府不仅给予社区体育俱乐部资金上的支持，同时还给予税收、经营政策及法律上的支持。对于公共体育设施，政府也给予社会体育俱乐部优先使用权。例如，国家和地方政府均给予社区体育俱乐部一定的财政补助，使纳税人享受主人尊严和待遇，并对事业性收益及固定资产实行税收优惠政策。在立法上，特许社区体育俱乐部销售酒精类饮品，以帮助俱乐部解决资金问题。同时，在民法中专门设有"俱乐部法"，以鼓励民众成立俱乐部。由于有政府的政策及财政支持，参加社区体育俱乐部，会员只需交纳很少的会员费便可享受多项目、多品种、高水平的服务。良好的大众体育的普及开展也成为德国少数职业体育俱乐部拓展市场的基础保证。归纳起来看，德国社区体育俱乐部的管理方式可以归结为四个方面，即自愿去留、独立运作、民主管理、义务工作。

（二）日本与欧洲体育俱乐部运作模式

1. 以俱乐部联赛为纽带的运作模式

国外职业体育俱乐部的管理体系有多种，但大多数采取三级管理的管理体制，即由全国单项运动项目协会、职业联赛（也称"联合会"、"联盟"）和职业体育俱乐部组成。它们的关系不像我国的俱乐部，不是领导与被领导关系，而是"伙伴关系"，既各自独立、互不干涉，又彼此依存、相互合作，共同维护职业体育的正常运转。

特别值得注意的是联赛的管理组成或机构。在国际上，多数国家的职业体育项目都设有这种介于政府和俱乐部之间的自治性、社团性质的管理机构。它具有独立的法人资格。它通常属于"非营利性"组织，不以营利为目的。即使在商业化色彩浓厚的国家，其职业体育联盟也是如此。它是为满足各职业体育俱乐部之间的竞赛活动的计划、组织、协调的需要而自发产生的。它的基本任务是维护各俱乐部的共同利益，协调彼此的各种矛盾和关系，以便自我约束、克服盲目竞争、处理违纪行为、促进项目健康发展。

体育俱乐部的管理机构通常采用委员会的组织形式，其成员由各业主或代表组成，并是其最高决策机构。委员会表决各重大事宜的决策，选举产生主席或总裁等作为代表，处理各项事务，依据管理职责下设若干办事机构或职能部门。例如，各国的足球超级联赛就是一个职业体育联盟组织。它的最高决策机构是由各俱乐部业主或代表组成的执行委员会。在联盟里，各俱乐部依旧保持独立法人资格。只是为了维护联盟的利益和便于运作，俱乐部业主将本属于他的部分权力委托给联盟代为行使，但仍保留部分决策权，诸如运动员转会、运动员签约、聘请教练员与职员、与当地媒体谈判及签约等。

2. 追求市场价值的运作模式

2.1　门票收入是俱乐部的主要收入来源之一

各俱乐部非常重视研究观众的上座率和门票收入情况，经营者想尽一切办法和措施来吸引观众观看。他们把门票收入看做是观众对比赛的满意度，认为门票收入是衡量俱乐部经营优劣的重要标志。同时，其收入直接与电视转播、广告与赞助商务开发等经营活动密切相关。

2.2　电视转播费是俱乐部的另一个主要收入来源，而且比重越来越大，呈迅猛增长之势

对于许多职业俱乐部来说，电视转播费已成为其最主要收入来源，并已超过门票收入。电视转播费的增长，首先来自于电视机构为争取转播体育节目而展开的竞价。其次是职业体育为适应转播要求，围绕提高比赛的观赏性，对竞赛的组织、赛制、规则、器材等不断改革。另一个重要举措是各职业体育管理机构将各俱乐部电视转播权捆绑起来整体出售，以增强与电视台谈判的竞价能力。

2.3　广告与赞助收入逐渐占据重要地位

各俱乐部凭借自己所在地域的知名度，以及体育项目特有的宣传效果，设法吸引众多企业或公司向俱乐部投入巨额赞助费。

2.4　俱乐部"自身造血"

许多俱乐部为了形成"自身造血"机制，创造稳定的收入来源，十分注重商务开发。例如，俱乐部标志产品如运动服装、鞋帽、纪念品等标志物的转让、使用费、会员费、运动场地出租等体育竞赛相关产品的开发利用等。

2.5　运动员转会收入

一些俱乐部寻找有潜力的运动员签约并培养，待他们具有较高的市场价值时，将其带入转会市场以获得盈利。

俱乐部业主投资俱乐部的利益回报表现在：一是改善了业主的公众形象，提高了知名度。"非货币收入"能使他们在从事其他经济活动中得到优势或便利。二是可以获得高额工资或管理指导费、额外津贴等收入。三是从俱乐部经营中获得盈余。四是俱乐部资产增值。这也被认为是投资者最大、最可观的回报利益，是投资者投资俱乐部的最大动力源。

3. 职业俱乐部的运作模式

　　职业体育俱乐部不是仅有资金就可以得到良好的发展的，另一个基本条件是必须有一个能保证俱乐部不断获得人才和观众的组织机构体系。美国之所以获得巨大的成功，其基本经验之一就是构筑了坚实的社会基础。北美篮球运动组织和学校篮球运动组织系统的发展，为 NBA 构筑了坚实的组织基础，积累了雄厚的社会力量，培养和产生了大量忠实观众、超级球迷和后备人才，营造起一个坚实而庞大的组织机构体系。

　　职业俱乐部在业余体育组织成员构筑的强大社会基础上得到发展。一个体育俱乐部得以发展的关键是观众，是社会的支持和认可。运动技术水平高、观赏性强等均属于运作手段，其根本在于培养市场，刺激社会公众需求。

　　联盟的自律机制是为了防止各俱乐部竞技实力失衡。体育竞赛与其他领域不同的是，各俱乐部是相互促进、相互制约的辩证关系。因此，国外职业体育联盟都很注重联盟内各俱乐部间的平衡，逐渐形成自律约束机制。

　　除了美国的联盟制以外，另一种成功商业模式即欧洲的赛马俱乐部模式。它是一种自营模式。北美联盟模式属于部分垄断经营加自营管理模式。在英格兰首创的自营模式里，往往是一个俱乐部由多个不同性质的俱乐部组成。这种模式又称被为"英格兰模式"。

　　（三）美国大学体育俱乐部的管理与运行机制

　　美国作为世界超级体育强国，却没有类似于我国的体工专业队，美国的许多奥运选手直接来自各大学的大学生运动队。美国的大学是如何做到大学生健身与竞技双丰收的？美国大学体育俱乐部经过 100 多年的历史沉淀，有许多经验可供我们借鉴。笔者以为，研究辽宁省高职院校体育俱乐部的运行机制和管理，很有必要分析研究美国大学体育俱乐部活动的运行机制和管理机制，以从中得到启发。

　　1. 美国大学体育管理机构

　　美国大学体育部是大学中管理体育活动的唯一机构，由专门的管理人员组成，而体育教员和体育场教师一般不属于体育部门的固定编制。目前，我国大学的普遍情况却是学校体育部、团委、学生会、后勤处与工会等部门都在管理。即使是体育部，行政管理人员也只占很小部分比例，而大部分人员是由专职的体育教师组成。这与美国恰恰相反，说明了一个完全不同的管理理念：美国重管理而我们轻管理。美国大学体育管理机构一般由若干个分支管理部门组成，是按管理职能或功能来设立的。而与之不同的是，我国高校的体育管理构成则是按功能加运动项目，见图 6-2。

```
                    ┌─────────────────┐
                    │ 书记、主任全面工作 │
                    └─────────────────┘
        ┌──────────────┬──────────────┬──────────────┐
   ┌─────────┐   ┌─────────┐   ┌─────────┐   ┌─────────┐
   │  副主任  │   │  副主任  │   │  副主任  │   │  副主任  │
   │ 行政、后勤 │   │ 教学、群体 │   │训练、代表队│   │  科研   │
   └─────────┘   └─────────┘   └─────────┘   └─────────┘
```

图 6－2　清华大学体育教研部机构组成图

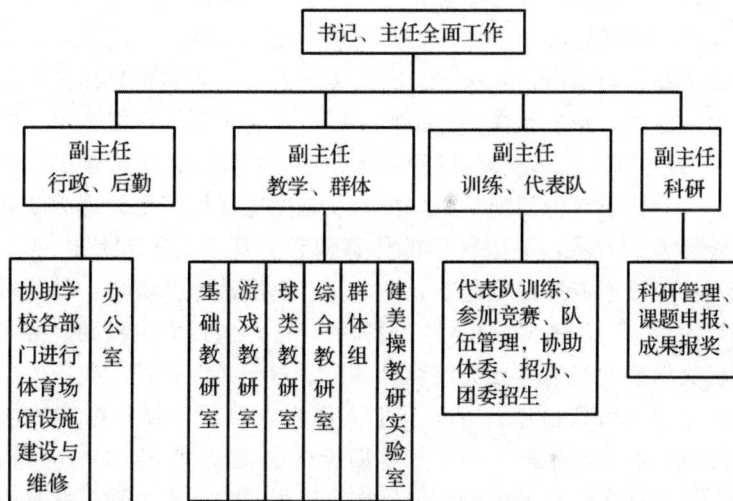

例如，美国哈佛大学在 2006 年度，全校高水平运动队达 40 支，运动员近千人，大学生体育俱乐部有 30 多个，而其体育部的固定编制只有 80 人，其中只有一名体育专职教师和职业运动员，另一人设置体育课程必修课。再如，综合实力排名在美国大学前十的哥伦比亚大学，其全校体育部门的固定编制只有 56 人，下设固定职能管理机构 8 个，其 56 人全部为行政管理官员和普通管理人员，没有一名健身指导员、体育教师或运动队教练员。

美国的做法，在我国同等规模的高校中是难以想象或难以实施的。值得一提的是，美国的很多公立大学或私立大学不再设置或开设体育课程必修课及选修课，而是改设具有体育课程教学性质的无专业学分的娱乐体育课程，如哈佛大学、耶鲁大学、俄亥俄州立大学等。而且这类无专业学分的娱乐体育课程向学校的非学生类人员开放，如向教师、员工、校友及周边社区的社会人群开放。但无论是学生还是非学生的上述人员，学习课程者都要向俱乐部或健身体育中心缴纳一定数额的费用。

另一个现象是，不管是否设置体育课程必修课还是体育选修课的美国大学，总体上也不设置固定的管理职能部门或机构。例如，设置体育必修课及体育选修课的哥伦比亚大学就没有设置相应的职能机构或部门，而仅仅由负责体育教育事项的行政管理官员和管理员负责。

此外，美国大学体育课程的教学实施也与我国高校具有较大不同的地方。即使是有专业学分的体育必修课，也没有类似于我国的统一的体育课程教学大纲和教学进度，其教学大纲和进度由任课体育教师自行制定。但这并不意味着体育教师可以放任自流或任意为之，因为它有一个强有力的约束机制来管理，即教师教学成绩的好坏或是否称职，其评价不是由教师自己说了算，也不是由哪个领导说了算，而是由学生决定。决定美国大学一名体育教师去留的关键是学生。学生对任课教师的教学评价是唯一评价，管理部门根据该评价决定在下一年度是否再继续聘任。教师的这种一年一签的合同，以及由学生来评价教师的约束机制，对任教教师的教学工作能力及态度比任何其他管理制度具有更大的压力和鞭策力。当然，美国大学的体育课程，其学习上课纪律是极其严格的，迟到、早退或不遵守纪律是不允许的，否则取消上课资格。教师对学生采用的是等级评价制，注重对学生学习过程的评价，包括学生出勤、遵守课堂纪律情况、解决问题的能力等方面的综合评定。对于必修课程，美国大学一般不再单独收取学费，而其他体育课程基本上都收取费用，收费标准依据学习内容、时间的不同而有所不同，一般每学期价格在 40~80 美元之间。相对于美国的经济水平，这是相当低廉的收费，也可以说是象征性收费，此种收费不会成为美国大学生进行健身锻炼的门槛。事实上，美国大学不强制设置体育课程选修课和必修课，并不妨碍大学生自觉地进行健身锻炼的热情，也没有阻挡美国大学生向更高运动水平冲击的步伐。而反思我们的大学，为什么会在必修课的约束下，大三、大四的学生们体质会明显下降呢？这是值得体育教育主管部门的领导和广大高校体育工作者们深思的。笔者认为，这至少说明了两个问题：

第一，我国大学的体育俱乐部活动开展得还不够好，活动还不能吸引大学生们投入进来。在体育教学训练、项目设置、服务内容上还欠丰富，在运行管理上也存在问题。

第二，大学生们自觉锻炼的意识不强。这从某种程度上反映出我国高校的体育课程计划和体育教学训练工作存在不足或缺陷，至少没有把快乐体育、终身体育的意识深深植入大学生们的心中。

2. 美国大学的体育俱乐部管理

美国大学的体育俱乐部担当起课外活动的主角。它以各个健身中心或体育中心为平台，以学校校内比赛为载体，在大学体育部的管理组织和各体育俱乐部的积极参与下，开展课外体育活动、完成教学计划。美国大学中的体育俱乐部同我国高校一样，也是由大学生发起创立，由大学生自己组织、管理、领导并实施运作。它重点组织开展一些非正式的校内竞赛和各大学之间的一些校际比赛活动。它一般有两种不同的俱乐部：一种是得到学校体育部批准而正式成立的体育俱乐部；一种则是非经正式批准的体育俱乐部。俱乐部服务的对象不像我国大学体育俱乐部大多只面向大学生。美国大学体育俱乐部的对象要广得多，如校友、员工、教师及家属和周边社区的社会人群，只是要适当收取一定的费用，学生、教师也不能例外。每个俱乐部的会员都应缴纳会费。俱乐部根据自己的需要，如比赛、训练来决定是否聘请体育教练员或体育指导员。哈佛大学对于获取批准的大学生体育俱乐部的管理采取"指导制度"模式。首先指导大学生建立俱乐部的组织领导机构，再依《哈佛大学俱乐部体育手册》中的条款、条例来管理俱乐部开展的各项体育活动。俱乐部必须严格遵守制定的管理规章制度，在此基础上开展俱乐部活动。大学体育部每年对批准的体育俱乐部进行资格审核，对于没有遵照或未执行管理规章制度的体育俱乐部，取消其资格。在美国，许多大学都采用这种模式。例如，哥伦比亚大学 2006 年批准成立的大学生体育俱乐部达 43 个，与哈佛大学一样，它也通过大学体育俱乐部管理手册进行管理。

3. 美国大学的校际体育竞赛

美国校际体育竞赛主要在 NCAA（national Collegiate Athletic Associntion）的组织实施下进行。在此框架内进行的所有体育竞赛属于业余性的大学校际体育竞赛。

NCAA 是非营利性的社会团体组织，由美国各大学和学院发起、组成。其核心目的是以公平、公正、安全可靠、光明正大的体育道德为准则管理各项赛事，最重要的是使所有参加大学校际运动竞赛的运动员不断向高运动训练水平迈进。NCAA 采用团体会员制度。它将具有会员资格的 1024 所大学和学院组成三个级别的分会，每年达到所处级别分会要求的学校分别参加各分会的运动竞赛。

NCAA 校际赛事管理模式采用共同性组织管理与运作模式。所有会员必须遵守全体会员共同建议、表决制定的 NCAA 各分会均适用的相关管理制度，包括运动员招募、运动员资格审查、教练员聘用及运动员训练时间规定、运动员必须达到的入学文化成绩和大学在学的学习成绩标准等。NCAA 组织的比赛分两大类：一类是赛会制。它集中安排在一所大学举行。另一类是非赛会制，比赛则轮流在各大学举行，每年的比赛规模、数量十分庞大。据 NCAA 官方网站发布的资料显示，2005 年度的比赛场次为 1274 场，2003～2004 年度三个级别分会举行的锦标赛、非锦标赛和表演项目达 60 个，其中涉及夏季奥运会正式比赛项目 30 多个，男子参赛队达 17153 支，运动员人数达 380061 人。这样庞大的比赛，资金需求是巨大的。而值得我国注意的是，如此巨大的资金不是由国家财政拨款，其 90.11% 来自于商业运作获得的收益。这些收益在满足竞赛计划实施的前提下，竟有 3.9 亿美元剩余资金。它主要用于三个级别分会学校的利益分配，占预计总收入的 77.14%，其中出售电视转播权和相关产品市场开发权占 90.11%，比赛门票等其他收入占 8%，投资与相关服务占 1.7%，会员应缴会费占 0.19%。

在资金分配支出上也有值得我国学习的地方。例如，除了比赛运作费用 12.68% 和各分会利益分配 77.14% 外，还列支学生运动员福利资助计划，数额达 440 万美元，占总收益的 0.849%，以及紧急储备金 930 万美元占 1.78%。NCAA 的良好运作机制及运作管理是美国各大学竞技运动得以快速发展的重要物质保障。例如，哈佛大学拥有 40 支不同项目的高水平运动代表队，其中运动员 1041 人，教练员 97 人。哥伦比亚大学有近 30 支高水平运动代表队，运动员 735 人，教练员 74 人。哈佛大学仅在一个年度定期（2005～2006年）参加的校际比赛即达 1054 场（次）。

四、辽宁省高职院校体育俱乐部的现状调查及分析

在大量文献研究和专家访谈基础上，笔者于 2016 年 5～8 月设计两份调查问卷初稿，问卷先后请 3 名高校体育俱乐部主管领导和 10 余名教师、学生实验性填写，在认真听取和归纳他们的意见后。于 2016 年 9 月设计了两份调查问卷。问卷采用互联网发送回收与现场发放回收两种方式，对 3 所高职院校的体育教师、管理人员及学生体育干部和学生进行随机抽样调查。共放发试卷 600 份，回收 571 份，回收率 95.17%。

从调查结果来看，辽宁省实施俱乐部体育教学的 3 所高职院校，其体育俱乐部所反映出的情况依然是经费不足、场地设施不足、教师专项结构不合理等问题排列前几位。具体情况如下：

（一）辽宁省高职院校体育俱乐部面临的主要困难

如表 6-18 所示，经费仍然是头号大问题。69.5% 的俱乐部管理人员或负责人认为经费缺乏、场地设施器材不足的有 372 份，占 65.1%；认为学校教师专项结构问题即缺乏指导或指导不力的占 28.9%；认为管理水平低的有 189 份，占 33.1%；认为规章制度不全、学校行政支持或重视不够的分别有 12.8% 和 21.7%。

表 6-18　辽宁省高职院校体育俱乐部面临的主要困难 （N=571）

主要困难	选中	比例（%）	排序
经费缺乏	397	69.5	1
场馆设施不足	372	65.1	2
学校行政部门重视不够	124	21.7	5
缺乏专项教师或指导不力	165	28.9	4

主要困难	选中	比例（%）	排序
缺乏有效管理	189	33.1	3
规章制度不全	73	12.8	6
其他	48	8.4	8

（二）辽宁省高职院校体育俱乐部的管理体制

辽宁省高职院校体育俱乐部在管理体制上比较混乱。从表6—19中可以看出，由学校基础部体育教研室或公体部主管体育俱乐部的占61.3%；校团委为主管部门的占26.4%；工会或后勤处为主管部门的占7.5%，由学生会管理的占11.2%。正是这种管理体制上的混乱，使各个俱乐部之间在横向联系上产生困难，难以形成有效的联盟，作出有影响的体育品牌。

表6—19　　　　　　辽宁省高职院校体育俱乐部在管理体制上

反映出的问题（N=571）

管理部门	选中	比例（%）
基础部体育教研室或公共体育部主管体育俱乐部	350	61.3
校团委	151	26.4
工会或后勤处	43	7.5
学生会	64	11.2

（三）辽宁省高职院校体育俱乐部的经费来源

目前，制约辽宁省高职院校体育俱乐部发展的主要困难仍然是资金问题。从表6—20各高职院校体育俱乐部经费来源调查结果来看，81.6%的受访者认为学校体育俱乐部的经费主要依靠学校财政拨款，21.4%的受访者认为靠经营创收，25.7%的受访者认为靠场地设备器材出租，19.5%的受访者认为靠社会赞助，42.8%的受访者认为靠会费收入。

表6—20　　　　辽宁省高职院校体育俱乐部经费来源（N=571）

经费来源	选中	比例（%）
财政拨款	472	82.6
会费收入	244	42.8
场地器材出租	147	25.7
经营创收	122	21.4
赞助	111	19.5

（四）辽宁省高职院校体育俱乐部师资专项结构与场地设施

辽宁省高职院校体育教师，其专业以田径和三大球类为多。但自体育俱乐部成立以来，开设的项目、内容越来越多，而教师的知识或专项结构已不能满足教学的需要。由于辽宁省高职院校经费及政策体制等原因，致使辽宁省高职院校体育俱乐部发展与体育教师专项结构的矛盾日益显现出来，许多项目缺乏指导或指导不力。调查结果显示，师资专业结构问题排序第四，占28.9%。各校俱乐部场馆设施与师资情况类似，基本场地与三大球合格率较高，而游泳池、羽毛球、网球馆等新项目场馆器材不足。所以，场地、设备不足问题排在俱乐部主要困难的第二位，达65.1%。

（五）辽宁省高职院校俱乐部的组织结构、制度建设

表6－18显示，学校行政部门重视不足占21.7%，缺乏有效管理占33.1%，而认为俱乐部规章制度建设不全是主要困难的只占12.8%。

调查结果反映出俱乐部经费不足、场地设施不足、师资不够以及管理低效或规章制度欠完善等问题，实质上是俱乐部的运行机制问题。因此，找到适合辽宁省高职院校体育俱乐部发展的运行机制，就可以选择正确的运作模式，就一定能走出困境，解决目前的各种困难，使我国大学体育俱乐部得到较快发展。

从国内到国外，从业余体育俱乐部到职业俱乐部，从中国高校到美国大学，从亚洲社区到北欧模式，从文献资料到实际数据，从我们区区千元、万元人民币的活动经费到他人几百万美元的收益盈余，从养一支或几支运动代表队便举步维艰的中国官办高校窘境到一办就是几十个项目、有上千人运动代表队的美国私立大学，从难寻几个能单独冲杀世界大学生运动会小将的我国大学高水平运动代表队到强手如云、个个都是可攀枝摘桂的美国大学奥运健儿，这巨大的反差能不使我们的体育管理部门惊醒和反思吗？

是我们没有市场还是我们没有眼光？是我们没有智慧和胆量还是满足于现状？是领导思想僵化还是我们抱着铁交椅不放？面对诸多问题，我们如何才能透过表象，把握问题的真相。笔者认为，辽宁省高职院校体育俱乐部的种种问题，表面上看是物质方面的东西，即所谓的硬环境因素或叫硬因素，而实质上是软环境因素，即是运行机制的问题，是管理层面的问题。我们首先要认清辽宁省高职院校体育俱乐部的性质，才能定好位、选择正确的运行机制，即搞好组织机构建设，建设好的管理班子，制定适合高职院校俱乐部运行机制要求的管理规章制度，建立健全组织机制、经营机制、监督机制、激励与约束机制等各项运作机制，以法律法规赋予高校大学体育俱乐部的非营利组织性质之合法身份，进行非营利组织运营。

　　高职院校体育俱乐部应严格遵守非营利组织运营、经营的规定，不得为私人谋利，但要为体育俱乐部、为体育事业"营利"、"谋利"。要用先进的经营理念武装我们的头脑，用成功的运营手段丰富我们经营筹资的方法，用科学的管理让我们的大学生体育俱乐部营利、盈利，以最少的投入创造最大的价值。

五、改革辽宁省高职院校体育俱乐部运行机制的建议

　　体育俱乐部归属于准公共产品，具有教育性、业余性。准确理解和把握俱乐部的这一性质非常重要，既可以帮助我们弄懂一些理论上的概念问题，又能帮助我们找到正确的方向。例如，我们常常可以看到推崇高校体育产业化、市场化的文章，这样做从理论上讲是定位不准。它的观点就是运用市场化的手段，而运用市场化或产业化的运营模式或市场化的运行机制，其本身就应是产业化。按照国际惯例，即使在市场经济下、商品化浓厚的美国，也给予大学体育俱乐部以非营利组织地位，给予各方面的政策支持及税收优惠。更为重要的是，非营利组织具有接受社会团体及个人捐赠的合法地位，即向非营利组织捐赠之个人或团体，只要在法规控制数额内，所捐赠的款项也能享受免税待遇。若大学俱乐部是产业或市场化的企业，又怎能为自己争得这一些呢？这就是国家给予大学体育俱乐部的"利"，这就是社会给予我们的"钱"。当然，这个钱是决不能进私人口袋里的。我们始终不能忘记，体育是教育大家庭的一员，不能忘记体育的"教育性"、"公益性"。也不要混淆，市场化运作不等于市场化，产业化运作不等于产业化。应把握的关键是你是否把"营利"装进私人的腰包。德国把这一点作为决定是否对非营利组织性质的体育俱乐部关闭或破产的标准。美国、日本、中国台湾也都制定了极其严格的标准，包括每年的资格审查、财务审核、财务是否与营利项目分开等。现在我国也已出台《体育类非企业管理条例》。作为大学生及大学体育教师和管理人员，应迅速转变观念，领会相关法规文件精神，利用好国家政府、人民给予我们的特别地位待遇。还应记住，所有的中国大学生、大学体育工作者，在这一点上，我们与美国的大学生、与全世界所有发达国家的青年站在同样的起跑线上，享受同等的优惠待遇。

　　（一）辽宁省高职院校体育俱乐部采用非营利性组织运行机制

　　1. 完善辽宁省高职院校体育俱乐部非营利性组织性质

　　要解决制约高校体育俱乐部发展的瓶颈——经费问题，必须搞清高校体育俱乐部的性质。当前，有部分学者提出，我国大学体育俱乐部要走产业化道路。甚至还有人提出，高校体育俱乐部要引进现代企业制度搞股份制。笔者以为，这些提法不当或不妥。这样做既偏离大学生体育俱乐部的非营利性组织宗

旨，又不利于享受相关政策扶持及减免税收的优惠，同时也极易侵害贫困大学生的正当体育权利。无论是从我国的相关法规文件精神来看，还是从世界各国现行的惯例规则来看，高校体育俱乐部都属于非营利性组织。故在此有必要对高校大学生体育俱乐部的非营利性进行特别界定。所谓非营利组织（简称NPO），是指不以营利为目的向社会提供服务的组织。非营利组织在不同国家以及不同的领域有着不同的称谓，如"志愿者组织"、"慈善组织"、"第三部门"、"公民社会"、"非政府组织"等。非营利组织可以填补因政府职能不足而造成的公益事业盲区，也可以维护营利机构或企业因利益而不屑一顾的弱势群体的利益。沃夫认为，非营利组织应具备五个特征，即必须有服务大众的宗旨；该组织结构不能以营利为目的；它应有管理制度，能保证任何个人不利己营私；它应具备合法免税资格；它应可以提供给捐赠人免税的合法地位。

我国民政部与国家体育总局于 2000 年 11 月 10 日联合发布了《体育类民办非企业单位登记审查与管理暂行办法》。该文件明确表明，我国大学体育俱乐部属于非营利性经营组织范畴，它具有正规性、民间性、志愿性、公益性、非营利性等特征。该文件特别指出，非营利性并不是指不能运营及营利，而是所得"利润"不能用于在会员中分红或回报投资者，而只能用于组织的发展。可见，运营、营利不等于就是职业化、市场化或股份制，"公益性"不等于"亏钱"。非营利性的关键是不能以赚钱为最终目的，关键是看营利所得之"利"是否用于发展体育事业。

2. 改革辽宁省高职院校体育俱乐部的管理体制

从资料及调查结果得知，我国大学体育管理组织是以功能加运动项目模式组成，而且是多头管理、交叉管理。这样的管理体制既不利于发挥管理效能，也因此增加了沟通协调的成本。因此，我们要力争把高职体育俱乐部包括所有类型体育活动的管理权全权委托给体育部门。这是从体育事业的大局出发，而非一人一团体的小利益。我国大学体育俱乐部的上级主管部门多、杂。虽说人多力量大，但从管理角度看，是不利于高效或有效管理的。正如谚语所说的"艄公多了打烂船"，其中讲的就是生活中提炼出来的管理学，是用教训换来的。

我们应该学习已摸爬滚打 100 多年才取得今日成就的美国大学管理组织建设的做法，在高校统一规定大学体育俱乐部由体育部门独立管理。教育部、各省教育厅以及各高职院校的院长应该把这件事提到议事日程上来，至少可以试点、试行、试办。

因此笔者建议，如在实际操作中难度太大，如遇政策、法规制度有不可逾越的障碍或牵涉太多的部门利益而一年半载也理不清，则可以采用另一种变通的方法，即组建、改造高职体育管理体制，改善、增强体育管理功能。例如，在原学校主管、分管体育的院长或书记的主持下，成立一个由多部门联合组成的"高职体育管理委员会"。此委员会应切记，不在于它的名字，而在于它的职责、职能或功能。它应相当于或类似于公司或企业的董事会。它管的是战略方向，而不是具体的管理运作事务。

"高职体育管理委员会"统筹全校体育大局有利于规划、协调，具体事务则由委员会聘请或指定、委派、任命某个部门或某个团队、社团乃至个人管理全校各体育俱乐部的体育活动。受此委托或任命的部门或团体、个人再据此管理俱乐部的管理机构或部门。同时，在管理上还应注意如下几个问题：

第一，体育管理部门下设的分支管理机构或部门应尽可能避免交叉管理。借鉴美国大学的做法，用功能来划分部门职能，做到权责尽可能分明，即所谓的"各司其职，各负其责"，防止"人人负责，人人都不负责"、"你是老板，我也是老板，大家都不是老板"的现象产生。

第二，增加一些有利于运作的新机构、新部门。我国常见的设置是经理下设一个分支机构，常见的管理机构有教学管理、训练管理、策划宣传或运作、财务管理等。为加大运营力度、强化运营管理，还可以设置信息、通讯与交流等部门。

第三，合理安排管理工作人员。人员安排的基本原则是需要、有效。美国大学如哈佛大学、哥伦比亚大学的管理效率是相当高的，全校仅运动员就逾千人，教练员近百人，其健身体育俱乐部有三十几个，可它只有 80 名管理人员。这些人的职责包括管理场馆、水上中心、运动医疗、通讯、信息、空调、水电维护、维修等事务。而在我国大学里，水电工、医疗乃至运动员与教学、健身中心等都会分置在完全不同的管理条块或区域，从而造成有利相互争夺、有事相互推诿的不良局面，导致整个管理系统效率的降低。

第四，加设法律法规部。市场经济实质上是法制经济。身处在计划经济向市场经济转化大潮中的中国大学体育俱乐部应强化法制观念和法律意识。对此应从以下几个方面努力：一是努力按非营利性组织运作机制来运营。所采取的手段、方法是市场经济的经营手段和方法，要为体育事业"营利"。二是努力与更多企事业、团体及个人交往合作。三是努力加强法制建设。应在组织机构中尽可能设置法律法规部门。置身于市场经济中，置身于法制经济中，不仅不能不懂，而且必须懂得多、懂得精。

（二）强化辽宁省高职院校体育俱乐部市场经营机制

从以往大学体育俱乐部的运营来看，它往往走了两个极端。要么是一味地排斥经营，坚持计划经济的观念，守着纯业余规则不放，完全靠财政拨款生存，即人们概括的"等、靠、要"。要么是过分强调市场原则，迷失了方向，忘了自身的性质和特点。现在我们已明确了大学体育俱乐部非营利性组织的性质，我们就应该明确，我们可以而且必须合理地运用市场运营手段来经营大学生体育俱乐部。

中国大学里有着所有商人都垂涎的宝藏——大学生群体。他们青春似火、充满渴望，有着独特的资金来源结构、独特的消费心理和习惯。目前，我国在校大学生已超过 2000 万人。这是一个多么大的群体、多么大的市场？可惜的是，我们在经营上没有形成一套适合我国的经营机制。笔者赞成一种说法，CUBA 的成功不是运作球赛的成功，而是运作中国大学生的成功。一位美国赛事推广专家讲得好，门票卖得好不好，不是你的球打得多么好、水平有多高，而是你有没有观众！观众就是球队的基础。我们当前急需做的事情是，如何构建起一个有效的组织系统，采用什么样的有效措施将 2000 万中国大学生组织起来，使他们参与到大学体育俱乐部的活动中来。笔者相信，他们的激情、他们的挂念和他们的欢呼一定能创造出我国大学体育俱乐部辉煌的明天。对此，笔者提出如下设想：

1. 辽宁省高职院校校内竞赛借鉴欧洲模式的俱乐部运行机制

欧洲模式是一种自营模式，它的组织机构一般是以一个高水平运动队俱乐部为主，在其下面有几个青少年或普及水平运动队的俱乐部组成。高水平的职业队或半职业队对其下面的俱乐部发挥着榜样和引领的作用。而处于塔尖的俱乐部明星既为俱乐部开发市场，也为俱乐部培养忠实的会员、球迷、拳迷，从而既有效地开展了体育活动，又为俱乐部培养了明天的明星，使俱乐部不断地持续发展。

因此笔者建议借鉴这一做法，在辽宁省高职院校把一个较高水平运动队（高职院校不具备招收高水平运动员的资格）俱乐部与几个普及运动水平俱乐部组合到一起进行管理，从而形成一个能有效联系的组织体系。这样做的意义为：一是可以实现较高水平运动员与爱好者之间的教与学；二是可以开通一条培养明星的有效通道；三是能构筑起一个个坚实的体育团队。以上这些都会对辽宁省高职院校体育运动的普及和水平的提高产生重大而积极的影响。

2. 辽宁省高职院校校际采用联盟赛制

美国不但体育赛事计划庞大，而且管理规范、运行顺畅，其根本原因是各大学成立了全美大学赛事联盟，实行独立的管理体制。我们可以借鉴美国的成功经验，联合省内各高职院校召开辽宁省高职院校赛事改革理论研讨会或高峰论坛，商讨联盟赛事在辽宁省高职院校间开展的可行性。同时，组成专家组，论证联盟赛事管理体制在省内实行的利弊。

改革辽宁省高职院校体育俱乐部赛事，完善各项规章、规程制度，打造辽宁省高职院校体育俱乐部联赛品牌。改革赛事收益分配方式，以减轻省财政负担，发展高职院校体育事业。运营赛事，启动广告赞助、电视转播、网络报刊等新闻媒体宣传造势，营造氛围、培育市场。开展与各营利企事业或团体、个人的广泛合作，开发赛事标志产品、服装设备器材特许经营，提高训练竞技水平，改革竞赛规则及方法，大力推行主客场制，真正全面解决俱乐部运营资金缺乏、场馆设备器材不足等问题。

改革体育教师和教练招聘制度，打破不能外聘教练或教师的限制，既可以引入竞争机制，又可以解决教师专项结构不足、教师资源短缺的问题，还可解决高职院校较高水平运动队专业教练少、训练水平上不去、教练无竞争压力等问题。

3. 辽宁省高职院校建立激励与约束平衡机制

激励与约束是一个平衡体，二者缺一不可。作为非营利性组织的高职体育俱乐部，不宜也不适合大谈物质、经济激励。为此，笔者特别建议辽宁省高职院校俱乐部应学习日本的体育辅导员模式、北欧社区体育俱乐部模式，大力倡导志愿者服务，鼓励志愿者精神。这不仅是精神文明建设、道德建设的需要，也是一个经费来源渠道。有资料显示，北欧政府每投入 100 万美元就相当于投入 400 万美元。这不仅是大学生们要学习，为人师表的体育教师们、辅导员们也应学习的志愿者精神。笔者特别希望辽宁省高职院校俱乐部在运作中大力推广和培育志愿者服务，推广实行志愿者服务制度，从而帮助解决辽宁省高职院校体育俱乐部资金经费缺乏、体育辅导员及教师资源少、专项结构不合理等问题。

约束平衡机制是体育竞赛非常重要的机制。在此方面，美国、欧洲的足球联赛有许多值得我们学习和借鉴的好经验。在我国的体育竞赛中，不公平、不对等的情况比比皆是，不但极大地减弱了比赛的观赏性，而且极大地伤害了参与者的积极性。而如何建立一个有效的约束平衡机制，还有待在今后的实践中不断地探索。笔者在此仅提出一个基本原则：严格执法、公平对待、优先弱者。

4. 优化辽宁省高职院校体育俱乐部的生存机制

非营利性体育俱乐部在许多国家属于公益性法人地位，如在日本、德国、英国等或商品社会或市场经济社会的国家里。日本早在 1998 年就通过了 NPO法，即《特定非营利活动促进法》。依据此法的规定，体育俱乐部可以以社会公益性质申请以不营利为目的的市民团体，其会费、赞助费、事业补助费可以不向国家纳税。德国《民法》之俱乐部法明确规定，非营利性质的体育俱乐部可以得到政府资金支持，在会费收入、赞助费等方面享受减免税收的政策。

我国在 1998 年 10 月 25 日由国务院颁布的《社会团体登记管理条例》和《民办非企业单位登记管理暂行条例》中明确指出，社团是非营利性组织，民办非企业单位也是从事非营利性社会服务活动的组织。2000 年 11 月 10 日，体育总局、民政部联合发布《体育类民办非企业单位登记审查与管理暂行办法》指出："体育类民办非企业单位，是指由企业事业单位、社会团体、其他社会力量和公民个人利用非国有资产举办，不以营利为目的的，以开展体育活动为主要内容的民办的中心院、社、俱乐部、场馆等社会组织。"据此，辽宁省高职院校体育俱乐部属于"体育类民办非企业单位"已非常明确。因此，高职院校体育俱乐部要生存发展就必须努力优化其生存发展机制，按非营利性组织的特点、性质去运作是优化生存发展机制的前提。而如何认识大学体育俱乐部这一非营利性组织的特点、性质，笔者认为：

第一，坚持"非营利性"。非营利性体育俱乐部虽然不以营利为目的，但是可以营利。上面提到的"三个条例"也都强调合法收入，可以接受捐赠、赞助，以及"为社会提供与业务相关的有偿服务所获得的报酬"。因此，大学体育俱乐部要生存发展，一定要努力在适度的范围内设法营利。

第二，相对的"独立性"。高职院校体育俱乐部作为非营利的组织，必须具备相对的"独立性"特征。也就是说，高职院校虽然应归学校领导，但在组织上要有自己的独立性，即俱乐部一定要注册，以获得法人的经营身份。从研究资料和调查结果看，辽宁省高职院校各类体育俱乐部在民政部门注册的很少，多数是由学校体委、团委、体育部或体育教研室主管之，没有独立的经营权，不具备独立法人地位资格。因此，要在市场中经营，首先就应获得合法的法人资格。

第三，较强的自治性。即俱乐部的发展应以民间自发和自治为主。这也可以称作民间主导型的管理方式。一般来讲，政府只提供政策上的支持优惠或部分经费补偿。大学体育俱乐部需要通过自己经营以谋得生存和发展。因此，必须建立起严格的规章制度和有效的组织机构及优秀的人员队伍，在制度的规范下开展有效的活动。

第四，活动参与方式的"志愿性"特征。"志愿性"是指活动参与者参与活动是非强迫性的，会员为俱乐部做的一切都是会员志愿的。志愿者服务、志愿者精神在当今许多发达国家相当盛行，即使在商品味浓厚的美国也不像我们许多人想象的那样钱、利就是一切。在许多文明社会里，政府、社会、家庭和个人都是推崇奉献的。实施志愿者服务不仅在道德上、精神上是推动文明之举，也有助于俱乐部减少开支或增加经费含金量。在有助于体育俱乐部事业的发展上，我们应学习许多国家的好做法，管理工作基本上由志愿者担任。志愿者不拿工资，其报酬是获得荣誉会员称号，或者获得减免会费或奖励学习进修或到国外交流学习等。

（三）加强辽宁省高职院校体育俱乐部的制度建设

健全的规章制度是俱乐部正常高效展开工作的保证，是科学有效的保证。欧美的大学体育俱乐部之所以能正常高效地运转，一个基本经验就是通过科学严格的规章制度来管理。例如，美国哈佛大学、哥伦比亚大学、麻省理工学院，每个学校都有 30～40 个正式的大学生体育俱乐部。他们的管理办法是制定大学体育俱乐部管理手册，形成标准，用制度、标准来管。而在我国大学体育俱乐部的管理中，制度不健全，标准不严格，往往造成人为主观管理的现象。因此，加强制度方面的建设尤为重要。笔者认为，我们当前急需建立和健全的制度为：

1. 健全辽宁省高职院校体育俱乐部注册制度

在市场经济中，开展经营活动要具备独立的产权地位，即法人地位方可行使民事权，从而独立平等地面对交往团体、单位或个人。而作为一个职业俱乐部若没有产权，便意味着它是不完整、不完全的个体或企业。它不是法人，没有签约权或没有信誉。对于职业俱乐部来讲，没有产权就意味着没有话语权，没有在市场独立运作的权力，什么机制、什么手段都难以使出来。如果高职院校体育俱乐部要搞产业化，首先不是失去优势地位，而是必须弄清楚，其财产在哪里、注册资金在哪里，否则便会掉入"产权不分、产权模糊"的怪圈里。

从各方面的资料以及走访或电话访谈或网聊的结果来看，似乎没有或少有在民政部门登记注册的高职院校体育俱乐部。因此，我们应尽快实施我国高校大学生俱乐部登记注册制度，以保证俱乐部获得正式法人资格。只有这样才能很好地保证俱乐部采用市场运作手段，从而实现高职院校体育俱乐部的非营利性组织的经营目标，才能在当今市场环境下，有资格去进行运营、去营"利"。这是实现校、俱分开管理机制的关键。

2. 建全辽宁省高职院校体育俱乐部组织与管理制度

科学地管理高职体育俱乐部必须建立一整套有效的管理制度，包括科学的组织制度和完整的管理制度。科学的组织制度就是建立一整套科学完整的组织机构，通过规范的组织制度，使俱乐部的权力机构、决策机构、执行与监督机构之间职责明确，规范所有者、经营者和教师、学生、员工之间的关系，形成激励与约束相结合的管理机制。例如，按照职责明确、结构合理、人员精干、权责对等原则设立有关机构，制定俱乐部的议事规则。明确各机构的基本职责、各岗位人员的工作责任，如教练、教师在指挥竞赛训练、教学、实施学生运动员奖惩、对学生运动员进行全面管理等方面的权利与责任。制定俱乐部各项工作的程序和标准，形成考核标准与奖惩制度。

建立完整的管理制度就是使俱乐部的章程、训练制度、竞赛纪律、人员聘用制度、工资福利制度、财务会计制度都达到规范、科学的要求，且彼此相互协调、相互补充，构成一个完整的制度体系。需要特别注意的是，要做好税收优惠的非营利组织的经营收入、免税收入及捐赠收入的财务管理，做到所有账目明细开支合理合规。严格遵守非营的利性组织经营的相关规定，把好财务管理关，核算成本，搞好资金开支管理。

3. 建立健全辽宁省高职院校体育俱乐部会员制度

会员制度的目的是为了保证入会者的权益及对入会者规定义务，其作用是保证俱乐部能有效地开展活动。我国现在的会员制度多流于形式，究其原因，主要是俱乐部对于入会者的权益保障不够，最主要的表现是俱乐部缺乏经常性的活动，没有凝聚力，致使会员没有入会的感觉。因此，建立健全高职院校体育俱乐部的会员制度是一项重要工作，要制定较全面的会员章程或入会须知、入会办法、权益和义务。在此要特别强调的是，会员的权益必须保证，具有明确的款项规定，使每一个会员既清楚地知道又能切实获得技能，从而产生信任感和参与的积极性。另外，在收取会费数额上应坚持低廉原则，不能让会费成为阻挡大学生入会的门槛，特别应考虑保护贫困大学生和特困生的体育权利。按照美国大学俱乐部的收费比例，每学期一般在 40~80 美元，仅相当于青年工人月薪的 1‰ 或 1/150。参照这一标准，我国大学生毕业后的月工资约在 1500~2000 元左右，因此每学期收费宜在 10~20 元人民币左右。

（四）完善辽宁省高职院校体育俱乐部的监控机制

高职院校体育俱乐部运行成功的关键是无形资产，是好的社会形象。因此，在健全内部管理制度之外，还应形成强有力的外部监控体系。

1. 政府及法律体系的监控

政府、教育部、民政部、税务局及其他职能部门，通过制定完善的法律法规体系，为高职院校体育俱乐部提供行为规范。这些法律法规成为检查和监控高职院校体育俱乐部的依据。司法、执法机构充分运用法律法规赋予的权力实施对体育俱乐部各项活动及行为的执法与监督。

2. 行业自律组织的监控

行业组织监控主要是指大学生体协、高职院校体育俱乐部联赛组织、运动项目协会行使法律法规赋予其对大学体育俱乐部的监督权来实施监督职能。

3. 社会舆论的监控

主要是通过校刊、校广播及学校师生员工和社会大众对大学体育俱乐部教学、竞赛、训练、运营、管理等各项行为实行监控。

（五）完善辽宁省高职院校体育俱乐部的发展机制

我们与世界先进大学俱乐部的发展水平的差距是巨大的。其差距不在硬件，不在物质，不在人才技术，更不是钱的问题，而是在思想认识上、在观念上。为什么这样说，看看我国高校体育设施的情况就清楚了。

1. 物质因素优势

在我国，最多最好的体育场馆、场地、体育设施在高校。据 1995 年第四次全国体育场馆普查资料显示，在我国现有的 615693 个场馆中，学校系统有413583 个，占总数的 67.17%；而高校的场馆为 12762 个，占学校场地的30.6%。其中，高校的多功能体育馆、最好的体育馆占全国总数的 70%。而属体育系统的只占总数的 2.34%，属军队、武警系统的占 3.24%，属农业系统的占 10.63%，属企业系统的占 15.56%。普查结果把高校拥有的 12762 个场馆归口于体委系统，高校场馆 14410 个，占整个体育系统的 88.56%。近年来，部分高校已拥有多功能的、完全符合国际比赛要求的高标准、全天候体育场馆。

2. 人才因素优势

毋庸置疑，我国高校拥有最多高学历、高职称的知识技术专业群体。不仅是体育类的博士、硕士最多，而且可以将其人才技术资源扩大至整个学校，甚至可以扩展至全国教育系统。

3. 信息因素优势

我们想在体育擂台上搏击，要在体育舞台上表演，欲在体育市场上运作，均离不开信息的收集、整理与分析。试问：信息的收集与分析有谁能与我们的高校比肩？

4. 运动员后备力量或运动员选拔的优势

体育界有一种说法，选对了苗子就成功了一半。有抽样调查表明，93.4%的体育运动后备人才试点中学的学生希望进入大学院校运动队，93.8%的专业运动员希望在运动训练的同时进大学读书。但是，高职院校又具有其特殊性，多数有一定水平的运动员因文化成绩不理想进入高职院校就读，对高职院校的运动队也具有一定的促进作用。

5. 市场基础因素优势

中国大学所具有的市场资源优势，用金山银矿来比喻一点也不为过。高校的教职工是一群收入高、时间灵活、有着几个月休假时间、从事脑力劳动而急需运动健身、劳逸结合的巨大群体。高校的学生是一个正处在消费活跃年龄的巨大青年群体，每年有 700 多万热血青年涌入高校，有近 3000 万在校大学生，而高职院校的学生又占了其中 50% 的生源。有研究表明，中国每个家庭用于体育用品的支出平均每年在 2000 元左右。而对高校而言，在校学生人均每年在体育上的消费在 500 元左右。一个万余学生的大学，学生的体育消费高达 500 万元。那么，万人的大学或一个大学城该是多少呢？我们还能说没有市场基础吗？

中国高校的市场基础之好，令众多商家向往。中国的大学生在体育市场推广人员或推销商的眼里，基本上都属于有效群体或有效受众。前面已经介绍，美国 NBA 取得成功的经验之一就在于构筑了坚实的社会基础。美国 NBA 要靠普及去构筑基础，欧洲要靠业余体育俱乐部、运动学校、大众俱乐部去建立社会基础，而我们国家是由出钱、出人给我们铺路、架桥。美国很多大学没有必修体育课程或选修体育课程，而我们的大学除了有 2 年（高职为一年半）的体育课程必修课外，还有一个专业学分的"紧箍咒"在帮我们打基础。

有这样得天独厚的条件，我们的大学体育俱乐部却没有作为，只能说明我们的观念和方法存在问题。我们要如何改，一条总的原则是想尽一切办法激活大学体育俱乐部的自身发展机制，具体应从以下几个方面做起：

第一，更新观念。观念制约行为。因此，任何改革都必须从观念上开始。而我们在观念上存在的问题很多，难以细述，概括而言可分两个方面：一是领导者的观念；一是参与者的观念。我国的一些领导者还在以过去计划经济的观念看待高校体育俱乐部，将其作为一个事业单位来看待，过多地强调其教育功能，过分地进行行政干预。比如，运动队教练的聘任、运动员的选拔这样的小事情或叫细节，在美国大学只是一个外聘教练员管的事，而我们却要教育部下文。正因为如此，使下面的人缺乏主动性和积极性，形成了不需管、不能管的认识观念，最后的结果便是整个高校体育俱乐部没有活力。只有转变观念，将高校体育俱乐部视为可营利的具有独立法人资格的对象，只指导、监督、扶持而不干预，逐渐营造宽松的发展空间，高职院校体育俱乐部才能得以健康发展。

第二，管理体制。我国大学体育俱乐部的管理体制必须改革，打破目前管理太封闭的状况。国家教育行政部门与省、市、自治区及高校行政部门应多进行宏观调控管理，只制定相关的法规和指导意见，而不应直接控制或干涉具体事务。各大学体育俱乐部在政府的法规允许范围内，参考政府的指导性意见，按照自己的意愿、根据自己的特点进行独立的经营。俱乐部的法人要有充分的人事权和经营决策权。

第三，组织机构。我国目前大学体育俱乐部的组织机构还是以前计划经济时代的结构模式，是一个事务性的机构，而不是一个经营实体的运作机构。虽然改革开放以来有所改革，但由于定位问题和观念问题，目前我国大学体育俱乐部的组织机构还远远不能适应市场经济的需要，还非常有必要进行丰富和健全。本研究认为，作为一个要进入市场营运的实体机构，必须具备产品开发、市场营销、广告策划等机构组织。因此，作为具有非营利性质的大学体育俱乐部应根据自身的特点建立起相应科学合理的组织机构研究，尽快建立起适合市场经济需要的组织机构。

第四，规章制度。规章制度是机构有效运行的保证。制度的建设主要包括两个方面：一是制度条例的内容建设；一是制度的执行、规范操作意识和行为规范的建设。前者是个科学性的问题，后者是个观念和行为习惯问题。在这两个方面的建设中，前者相对容易一些。这是因为，制度的条例内容在实际活动中会不断地得到完善，而后者观念和行为习惯的建设则困难要大些。这是因为，在我国传统的文化观念中，"权大于法"的观念根深蒂固。在现实的管理活动中，许多管理者将自己凌驾于制度之上，导致的结果是规章制度形同虚设，失去规范和制约行为的功能。因此，我们的规章制度的建设应着重从这方面下工夫。笔者的建议是：首先要加强领导的素质教育，要把遵守规章制度作为最主要的考察内容之一，对违者严惩不贷；其次要加强制度监督人的素质教育，要培养人们维护制度的意识和勇气；三是要加强社会大环境的文化建设，要在全社会形成一种正义的力量，作为维护制度的基础保障。

第六节　结论与建议

一、结论

（一）基础调研结论

第一，辽宁省3所高职院校采用俱乐部教学模式，只有辽宁机电职业技术学院课时超过108学时的规定学时，达到288学时，辽宁金融职业技术学院达到规定的108学时；开设的体育运动项目，辽宁机电职业技术学院达到9项。考试内容都是平时成绩＋身体素质成绩＋技评成绩，都没用采用考教分离的考评模式。

第二，俱乐部实行教学俱乐部＋业余俱乐部相结合。3所高职院校都采用会员制，具体分为初级、中级、高级俱乐部。

第三，对于俱乐部教学，79.4％的学生认为易于增强体质，67.2％的学生认为俱乐部教学模式对于提高社会适应力有帮助，63.7％的学生认为可以休闲娱乐、怡情养性，70％的教学管理者、65.75％的体育教师、62.2％的学生喜欢开设俱乐部教学。

第四，高职院校的师资结构，40 岁以下的占 48.02％；具有硕士学位的占 24.55％；副教授以上高级职称的占 42.44％；体育教师体育专项三大球＋田径专项的占 61％，网球、武术、健美操、体育舞蹈等新兴项目的教师较少。

第五，高职院校对教学用体育场馆较为满意的，体育管理者占 10％，体育教师占 12.33％，学生占 3.7％。

（二）教学实验结论

第一，通过第一轮两个学期的教学实验，实验班的学生出勤率与对照班学生存在显著差异。

第二，体育理论知识的掌握，实验班与对照班存在显著差异。

第三，从体育测试成绩来看，50 米跑、立定跳远、引体向上（男）、仰卧起坐（女）、1000 米跑（男）、800 米跑（女）、肺活量等指标均存在显著差异，坐位体前屈差异不明显。

第四，从两个学期的学生上课次数来看，对照班基本上按部就班地完成了一学期的 28 课时，实验班只有 4.39％的学生完成了规定的 28 课时，其余均超过原定的课时。

第五，从考核方法到考核内容，实验班与对照班排球选项成绩对比，实验班的考核更合理，学生的成绩明显高于对照班学生。

第六，业余锻炼的时间、次数，实验班与对照班存在显著差异。

各国大学体育俱乐部运行机制的主流观点是以非营利性为目的，社会赞助是俱乐部经费的来源之一，俱乐部自主经营。

二、建议

第一，辽宁省高职院校体育俱乐部应该采用非营利性组织运行机制。

第二，强化辽宁省高职院校体育俱乐部市场经营机制。

第三，加强辽宁省高职院校体育俱乐部的制度建设。

第四，完善辽宁省高职院校体育俱乐部的监控机制。

第五，完善辽宁省高职院校体育俱乐部的发展机制。

参考文献

[1] 中共中央国务院. 关于加强青少年体育增强青少年体质的意见 [Z]. 中发〔2007〕7 号, 2007.

[2] 教育部关于 2005 年全国学生体质与健康调研结果公告 [S]. 教体艺〔2006〕3 号, 2006.

[3] 教育部体卫艺司. 全国学生体质健康监测网络工作手册. 2002.7.

[4] 教育部, 国家体育总局. 国家学生体质健康标准 [S]. 教体艺〔2007〕8 号, 2007.4.11.

[5] 教育部, 国家体育总局. 关于印发《学生体质健康标准（试行方案）及〈学生体质健康标准（试行方案）〉实施办法》的通知 [S]. 教体艺〔2000〕12 号, 2002；〔2007〕8 号, 2007.

[6] 教育部, 国家体育总局. 关于进一步加强学校体育工作切实提高学生健康素质的意见 [S]. 教体艺〔2006〕5 号, 2006.

[7] 教育部. 全国普通高等学校体育教学指导纲要 [S]. 教育部办公厅文件, 2002.8.12.

[8] 国家体育总局. 2005 年辽宁省国民体质监测报告 [DB]. 2006.12.

[9] 辽宁省教育厅. 辽宁省学生体质健康 2005 年统计结果 [DB]. 2006.11.

[10] 辽宁省教育厅. 辽宁省学生体质健康统计结果 [R]. 2006.

[11] 辽宁省体育局国民体质监测中心, 2000 年国民体质监测报告 [R]. 2001.8.6

[12] 辽宁省体育局, 辽宁省体质监测中心. 2000 年辽宁省国民体质监测报告 [DB]. 2000.

[13] 辽宁省教育厅. 辽宁省学生体质健康 2000 年统计结果 [DB]. 2000.11.

[14] 辽宁省教育厅. 辽宁省学生体质健康 1995 年统计结果 [DB]. 1996.12

[15] 辽宁省教育厅. 辽宁省学生体质健康 1990 年统计结果

[DB]. 1991.6.

[16] 刘志敏，凌青冬等. 1985 年与 2000 年辽宁省学生健康状况比较研究 [J] 体育大学学报，2002 (3).

[17] 刘志敏. 普通高校体育教学俱乐部概念辨析 [J]. 体育文化导刊，2004.8 (2)

[18] 刘志敏. 辽宁省农村学生 1985 年与 2001 年体质状况比较 [J]，体育学刊，2002 (4).

[19] 许宝云. 普通高等学校 20～22 岁女大学生身体形态综合评价指标之研究 [D]. 2008.4.

[20] 殷恒婵等. 运动对大学生心理健康影响的研究 [J]. 体育科学，2007.27 (5).

[21] 邓跃宁. 以"三自主"选修课为主体的体育教学模式实施效果分析 [J]. 体育学刊，2007 (10).

[22] 刘海元. 关于开展阳光体育运动若干问题的探讨 [J]. 体育学刊，2007 (8).

[23] 李英玲. 高职学生体质下降的内外因素与高校体育课程干预措施研究 [J]. 广州体育学院学报，2007 (2).

[24] 陈玉忠. 关于我国青少年体质健康问题的若干社会学思考 [J]. 中国体育科技，2007 (6).

[25] 聂真新，辽宁省 2005 年大学生体质健康的比较研究 [J]. 沈阳体育学院学报，2007.26 (4).

[26] 王国军. 学生体质健康标准的演变对高校体育教学改革影响的研究 [D]. 2007.12.

[27] 路文峰，罗旭，王瑞强. 对《学生体质健康标准》大学生选测项目设置合理性的实验研究 [J]. 北京体育大学学报，2006 (9).

[28] 马蕲，刘吴，喻祝仙. 高校《学生体质健康标准》选测项目分析 [J]. 体育学刊，2006 (9).

[29] 园玫. 瑜伽对大学生身心健康影响的实验研究 [J]. 广州体育学院学报，2006 (4).

[30] 陈彦. 十年来我国国民体质研究状况及展望 [J]. 成都体育学院学报，2006.1.

[31] 马良，武淑香等. 对女大学生实施健身运动处方教学的实验研究 [J]. 首都体育学院学报，2006 (5).

[32] 袁革. "三自主"选课与高校体育教学改革的实践研究 [J]. 西安体

育学院学报，2005.22（4）．

[33] 刘清等．我国普通高等体育教育改革探索 [J]．武汉体育学院学报，2005（2）．

[34] 张丽萍．西安高校 2004 年本科生体质健康现状与分析 [J]．北京体育大学学报，2004.6．

[35] 罗加冰．影响中国大学生身心健康若干因素的调查分析 [J]．北京体育大学学报，2004.27（10）．

[36] 楼兰萍，虞力宏．浙江省大学生课外体育活动状况及相关问题研究 [J]．体育科学，2004（6）．

[37] 王锐，王宗平．对《学生体质健康标准（试行方案）》的诠释与探究 [J]．体育学刊，2004（5）．

[38] 陈小蓉．深圳大学体育教学俱乐部课程模式的构建 [J]．上海体育学院学报，2004（8）．

[39] 王敏敏，陈宏佑，李丽丽．对女大学生心理健康状况的研究 [J]．南京体育学院学报，2004（2）

[40] 刘蔺生．2002 年我国大学生体质现状与高校体育教学改革 [J]．西安体育学院学报，2004.21（1）．

[41] 由文华．高校实施《学生体质健康标准》的调查研究 [门．中国教育教学研究，2004（9）．

[42] 陈洪，姜建华，方爱莲．浙江省大学生体质现状的调查和干预 [J]．北京体育大学学报，2003.2．

[43] 邹师等，我国普通高校体育俱乐部的类型与特色研究 [J]．北京体育大学学报，2003（1）．

[44] 何仲凯．体质的概念及其与健康的关系 [J]．体育科学，2003.7（12）．

[45] 王树明等，大学生身心健康与体育锻炼的相关研究 [J]．体育科学，2003（2）．

[46] 殷超，林岚，陈玉玲．不同强度健美操练习对女生体形及心肺功能的影响 [J]．广州体育学院学报，2003.23（6）．

[47] 闻扬，杜力萍，高校课余体育俱乐部的构建与实践研究 [J]．成都体育学院学报，2003（6）．

[48] 张勇，王丽．对全国青少年学生 1985～2000 年体质状况的比较研究 [J]．中国体育科技，2003.5．

[49] 田英，李炳光．对中韩大学生体质水平现状的比较研究 [J]．北京

体育大学学报，2002.4.

[50] 张宝鑫. 对高等院校大学生体质与健康评价标准的研究 [J]. 北京体育大学学报，2002（9）.

[51] 刘玲. 试论我国高校体育教学中的几个问题 [J]. 体育科学，2002（2）.

[52] 王林. 我国高校体育与健康教育现状的研究 [J]. 体育科学，2002（6）.

[53] 徐霞. 篮球课对大学生身体健康影响的研究 [J]. 体育科学，2002（5）.

[54] 树源. 论体质与健康 [J]. 体育学刊，2002.9（2）.

[55] 吴俊心. 体育运动之于人的健康的现代意义探索 [J]. 体育与科学，2002（4）.

[56] 吴红权. 体育锻炼的心理健康效应综述 [J]. 上海体育学院学报，2002（3）.

[57] 郁有凌. 促进大学女生积极参加体育锻炼的方法 [J]. 上海体育学院学报，2002（5）.

[58] 陈正富. 体育运动与心理健康教育 [J]. 体育文化导刊，2002（2）.

[59] 何仲恺. 体质与健康关系的理论与实证研究 [D]. 北京体育大学，2001.

[60] 辽宁省教育厅. 辽宁省学生体质健康 2005 年统计结果 [DB]. 2006.11.

[61] 郝树源. 论体质与健康 [J]. 体育学刊，2002.9（2）.

[62] 杨毅，刘家国. 形体训练对女大学生身体成分、形态、心肺功能的影响 [J]. 中国运动医学杂志，2001（1）.

[63] 司杨楠. 体育教学模式与主体教学浅论 [J]. 北京体育师范学院学报，2000（1）.

[64] 赵建英. 2000 年全国学生体质调研结果公布 [J]. 中国学校体育，2000（6）.

[65] 黄国基，李远景，李丕弯. 大学高年级学生体质下降的原因 [J]. 上海体育学院学报，1994.3.

[66] 张建华. 1991～2000 年甘肃省汉族大学生体质状况 [J]. 体育科学，2004.

[67] 赵忠伟，王晓松. 大学本科生体质调查结果分析与评价 [J]. 北京体育大学学报，2003.26（5）.

［68］教育部，国家体育总局《国家学生体质健康标准解读》课题组．国家学生体质健康标准解读［M］．北京：人民教育出版社，2007.

［69］教育部，国家体育总局《学生体质健康标准研究》课题组．《学生体质健康标准（试行方案)》解读［M］．北京：人民教育出版社，2002.8.

［70］国家体育总局群体司，国家国民体质监测中心．2000 年国民体质研究报告［M］．北京：人民体育出版社，2003.

［71］国家体育总局群体司．2000 年国民体质监测报告［M］．北京：北京体育大学出版社，2002.

［72］江泽民．全面建设小康社会，开创中国特色社会主义事业新局面［M］．北京：人民出版社，2002.11.

［73］刘志敏，刘明革，于秀．"十一五"辽宁省国民体质健康发展战略研究［M］．北京：中国科学技术出版社，2007.5.

［74］王旭冬，体育健身原理与方法［M］．北京：北京体育大学出版社，2008.

［75］中国学生体质与健康研究组．中国学生体质与健康调研报告［M］．北京：高等教育出版社，2007.8.

［76］体育与健康理论教程编委会．体育与健康理论教程［M］．北京：北京体育大学出版社，2005.

［77］杨忠伟．体育运动与健康促进［M］．北京：高等教育出版社，2004.

［78］马骁．健康教育学［M］．北京：人民卫生出版社，2004.

［79］王皋华．体育新课程设计［M］．北京：高等教育出版社，2003.

［80］田继宗．运动处方教学模式［M］．广州：广东教育出版社，2002.

［81］学生体质健康标准研究课题组．《学生体质健康标准（试行方案)》解读［M］．北京：人民教育出版社，2002.

［82］季浏，体育与健康［M］．上海：华东师范大学出版社，2001.

［83］金其贯，刘洪珍．运动处方的原理与应用［M］．北京：人民体育出版社，2002.8

［84］赵沁平．2005 年中国学生体质与健康调研报告［M］．北京：高等教育出版社，2000.

［85］曲宗湖．学校体育教学探索［M］．北京：人民体育出版社，1999.

［86］张日辉等．中日韩国民体质调查研究状况比较研究，"十一五"时期辽宁省国民体质健康发展战略研究报告［M］．北京：科学技术出版社，2007.

［87］中国学生体质与健康研究组．2000 年中国学生体质与健康调研报告

[M]. 北京：高等教育出版社，2002.

[88] 中国学生体质与健康研究组. 中国学生体质与健康研究 [M]. 北京：人民教育出版社，1988.